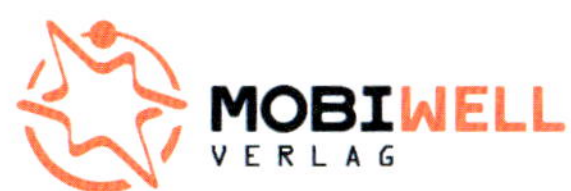
MOBIWELL
VERLAG

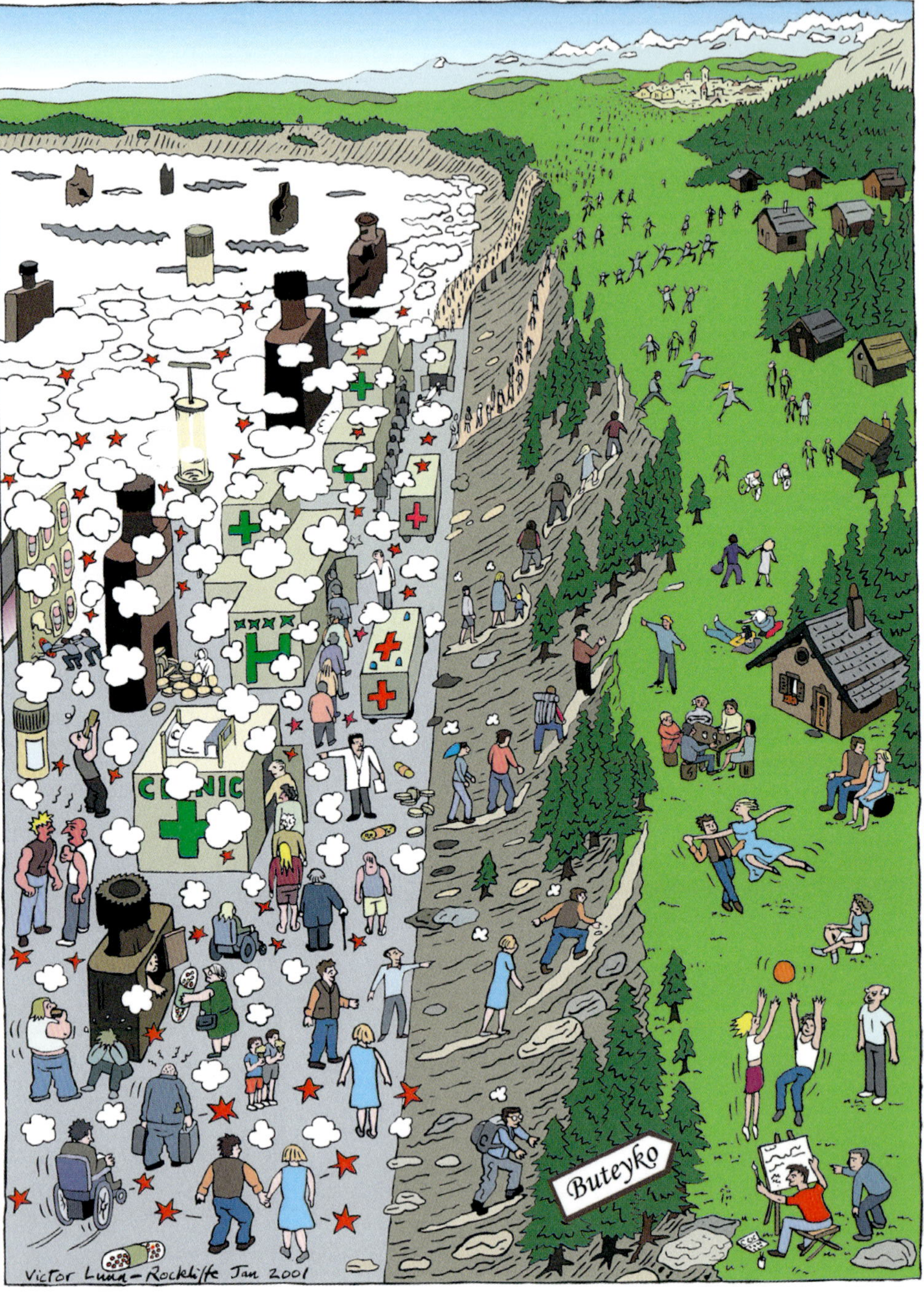
Buteyko
CLINIC
H
Victor Lunn-Rockliffe Jan 2001

Victor Lunn-Rockliffe hat mit dem Bild auf der gegenüberliegenden Seite versucht, eine Welt darzustellen, in der die Buteyko-Prinzipien Stück für Stück ins tägliche Leben umgesetzt werden. Den Zeitverlauf des Geschehens kann man am Besten nachvollziehen, wenn man sich weiter und weiter ins Bild hineinbegibt. Im Vordergrund ist die Gegenwart dargestellt, im Hintergrund die Zukunft; Atmen wird durch kleine weiße Wolken symbolisiert. Je mehr Wolken es gibt, desto größer ist das Ausmaß übermäßiger Atmung. Bewegt man sich im Bild durch die Zeit, sieht man die Menschen darin immer mehr atmen, und als Folge davon verschlechtert sich ihre Gesundheit. Die Kontrollpause (CP)[1] wird durch die Höhe der Ebene dargestellt. Im Tal ist die durchschnittliche CP niedriger als im Hochland. Im Vordergrund haben einige wenige Menschen entdeckt, wie sie ihre Gesundheit wiederherstellen können, indem sie ihre Atmung reduzieren. Der Aufstieg ist beschwerlich und es ist nicht immer leicht für sie, den CP-Berg zu erklimmen. Im Lauf der Zeit entdecken aber mehr und mehr Menschen die Methode für sich und entfliehen ins Land von Gesundheit und hoher CP. (In der Ecke rechts unten können Sie den Künstler sehen, wie er das Bild malt.)

1 Dieser Begriff wird im späteren Teil des Buchs noch ausführlich erklärt werden.

Leben ohne Asthma

Die Buteyko-Methode

Warnung

Dieses Buch ist ein Führer durch die Buteyko-Methode, aber es kann keinen Arzt ersetzen. Veränderungen in der Einnahme verordneter Medikamente dürfen nur unter ärztlicher Supervision und mit Zustimmung des Arztes unternommen werden. Für den sicheren und effektiven Einsatz der Buteyko-Methode sollte nach Möglichkeit ein Buteyko-Lehrer konsultiert werden.

Dr. med. Andrey Novozhilov

Leben ohne Asthma
Die Buteyko-Methode

Dritte Auflage, 2018

Illustrationen von Victor Lunn-Rockliffe
Übersetzung: Thomas Kirschner
Indexerstellung: Jochen Fassbender
Layout: Ludwig Gramberg

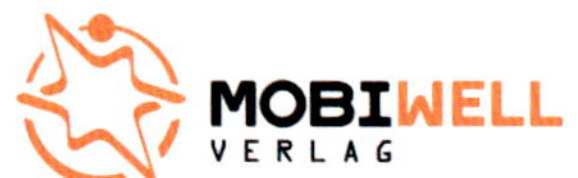

www.mobiwell.com

ISBN 978-3-944887-47-0

Hinweis

Dieses Buch ist nur als Referenz, jedoch nicht als medizinisches Handbuch gedacht. Die hier bereitgestellten Angaben sollen Ihnen helfen, fundierte Entscheidungen über Ihre Gesundheit zu treffen. Sie dienen nicht als Ersatz für eine etwaige Behandlung, die Ihnen Ihr Arzt ggfs. verschrieben hat.

Danksagungen

Ich möchte mich bei dem englischen Künstler Victor Lunn-Rockliffe bedanken, der seine Arbeitskraft zur Verfügung stellte, um die Buteyko-Methode besser verständlich zu machen.

Besonderer Dank geht auch an Patrick McKeown, einen Buteyko-Lehrer aus Irland, und an Peter Kolb aus Australien, die bei der Bearbeitung und der Übersetzung dieses Buchs vom Russischen ins Englische geholfen haben.

Insbesondere geht mein Dank an Dr. Buteyko und seine Frau Ludmila, die mir sehr viel enthusiastische Unterstützung gegeben haben, als ich dieses Buch schrieb.

Inhaltsverzeichnis

Vorwort von Dr. K. P. Buteyko

Noch vor zweihundert Jahren wurde Asthma als mildes Leiden eingestuft. Asthma zu haben, bedeutete im Allgemeinen ein langes Leben, frei von anderen Krankheiten. Aber niemand konnte erklären, wie Asthma die anderen Krankheiten verhütete oder warum Asthmatiker länger lebten als andere Leute. Heute wissen wir, dass Asthma keine normale Krankheit ist. Der Bronchospasmus, die Hauptkomponente des Asthmas, wirkt als Schutzmechanismus, indem er verschiedene biologische Konstanten und wichtige Funktionen weitestgehend stabilisiert.

Wir wissen, dass es kein Asthma und keinen Bronchospasmus gäbe, wenn das CO_2-Niveau in den Lungen der Erkrankten nicht abnormal niedrig wäre. Da der Metabolismus (der Stoffwechsel) und das Immunsystem nur dann korrekt funktionieren können, wenn auch das CO_2-Niveau normal ist, sorgt die Begrenzung des CO_2-Verlustes bei Asthmatikern für ein langes und gesundes Leben. Der Bronchospasmus ist daher ein wichtiger Verteidigungsmechanismus, der bei Asthmatikern für ein verbessertes biologisches System sorgt. Offensichtlich hat der Organismus über den Bronchospasmus einen Weg gefunden, sich an die Herausforderungen der heutigen Zeit anzupassen.

Die moderne Medikamentenbehandlung von Asthma zielt darauf ab, diesen Schutzmechanismus außer Gefecht zu setzen. Der Organismus schlägt dann wieder und wieder zurück, indem er neuerliche, noch intensivere Bronchospasmen produziert. Die medikamentöse Asthma-Behandlung führt so zu einer rapiden Verschlechterung des Gesundheitszustandes.

Es ist unmöglich, Asthma zu heilen, indem man einen Schutzmechanismus wie den Bronchospasmus entfernt. Nur wenn die Bedingungen entfernt werden, die für den Bronchospasmus verantwortlich sind, kann Asthma sich zurückbilden. Dieses Buch zeigt Atemübungen auf, mit denen jede Form von Asthma ohne Medikamente behandelt werden kann. Einige davon werden hier zum ersten Mal veröffentlicht. Es enthält einige hilfreiche Hinweise, zum Beispiel, wie man einen Husten oder eine Hustenattacke stoppen kann; denn Husten ist eines der Hauptsymptome von Asthma, oft sogar das einzige. Auch diese Hinweise werden hier zum ersten Mal publiziert.

Jeder Asthmatiker weiß, wie schwer es ist, Husten zu stoppen, und nachts ist es oftmals gar nicht möglich. Die Tipps, die hier gegeben werden, zielen auf eine schnelle und effektive Behandlung ohne die Einnahme von Medikamenten ab. Der Husten kann durch die Übungen nicht nur gestoppt werden, sondern es wird einer oft aus dem Husten resultierenden Asthma-Attacke vorgebeugt. Andere nützliche Tipps beinhalten Techniken, um die Hyperventilation beim Schlafen zu verhindern. Es wird Ihnen möglich werden, das Risiko, in der Nacht einen Asthma-Anfall zu bekommen, zuverlässig abzuschätzen. Dafür messen Sie Ihre Kontrollpause vor und nach dem Schlafen.

Zusätzlich bietet dieses Buch zum ersten Mal einen umfassenden Ratgeber zur Steroid-Therapie. Ich hoffe, dass es sowohl Asthmatikern als auch Buteyko-Lehrern nützlich sein wird.

Moskau, März 2003

Dr. med. K. P. Buteyko, PhD.

Vorwort von Dr. med. Andrey Novozhilov

Dieses Buch habe ich geschrieben, um mehr Informationen zu den Übungen der Buteyko-Methode verfügbar zu machen sowie zum Einsatz von Steroiden bei der Behandlung von Asthma. Über die Buteyko-Methode wurde zwar schon im Internet und in anderen Medien einiges geschrieben, aber eine umfassende, verlässliche Anleitung zur praktischen Anwendung der Methode suchte man bisher vergeblich. Außerdem gibt es bis heute nahezu keinerlei publizierten Hinweise zum Einsatz von Steroiden in der Buteyko-Methode. Dieser Informationsmangel rührt daher, dass die Methode am Besten mit Hilfe eines geschulten Anwenders erlernt werden sollte, und viele dieser Fachleute sind wahrscheinlich zu Recht besorgt darüber, dass die Empfänger der Information die Übungen nicht fachgerecht anwenden könnten. Es kann tatsächlich schwierig sein, die Übungen im Do-it-yourself-Verfahren zu erlernen, besonders bei schwerem Asthma. Ein geschulter Lehrer wird die Übungen und die Begleitmaßnahmen auf die Bedürfnisse des Einzelnen abstimmen, und dabei Fehler erkennen helfen, die einen Fortschritt blockieren könnten.

Warum habe ich mich dennoch dazu entschieden, dieses Buch zu schreiben? Zuerst einmal, weil es sicherlich immer Menschen geben wird, denen es aus verschiedenen Gründen nicht möglich ist, einen Lehrer aufzusuchen, um die Methode von ihm zu erlernen. Außerdem suchen auch viele von denen, die die Methode ordnungsgemäß erlernt haben, nach weiteren Informationen, zur Unterstützung dessen, was sie von ihrem Lehrer gelernt haben. Zusätzlich finden es auch geschulte Lehrer gerade in der Anfangsphase des Unterrichtens nützlich, verlässliche Informationen in schriftlicher Form über den von Dr. Buteyko und seinen Mitarbeitern entwickelten Ansatz vorliegen zu haben. Zweitens erlebe ich auch für meine eigene Arbeit die Illustrationen in diesem Buch als sehr hilfreich: Ich benutze sie, um meinen Patienten die Übungen und die zugrunde liegenden Konzepte zu erklären. Ich hoffe, dass die Leser sie genauso nützlich finden werden.

Daher beschloss ich, dass es meine Pflicht sei, einen Teil des Wissens, das wir im Buteyko Institut in Moskau im Lauf der letzten 20 Jahre und mit Tausenden von Patienten sammeln konnten, einem größeren Publikum zur Verfügung zu stellen. Es existiert darüber hinaus eine beträchtliche Menge an Informationen über die physiologische Basis von Hyperventilation, die ich hier nicht versucht habe, im Detail zu präsentieren. Stattdessen habe ich mich darauf konzentriert, die korrekte Ausführung der Buteyko Übungen darzulegen, denn hier scheinen mir die größten Unsicherheiten und Missverständnisse zu liegen.

Dr. med. Andrey Novozhilov

Vorwort des deutschen Verlegers

Als Asthmatiker, der ich auch selber bin, fragt man sich immer wieder mal, ob es denn nichts gibt, was man selber tun kann, um seinen Gesundheitszustand zu verbessern. Viel habe ich da leider nicht gefunden in all den Jahren, obwohl ich regelmäßig die eine oder andere Therapie ausprobierte, die dann aber meist doch nicht viel brachte. Umso aufgeregter war ich, von der Buteyko-Methode und ihrer unglaublichen Effektivität zu erfahren. Als ich die ersten Übungen an mir selbst ausprobierte, wurde mir klar, dass ich auf etwas gestoßen war, was ich auch anderen zugänglich machen wollte.

Von einem ersten Herumprobieren mit der Methode bis zu einer qualifizierten Anwendung nach allen Regeln der Kunst ist es jedoch ein weiter Weg. Dieses Buch kann nur den ersten Schritt dazu darstellen. Nicht jeder wird aus den Ratschlägen Dr. Novozhilovs, so umfassend sie auch sind, alles herausziehen können, was er benötigt, um die Methode in seinen Alltag zu integrieren.

Das ist übrigens auch dem Autor bewusst. Nicht zu Unrecht weist er darauf hin, dass nur wenige es schaffen, ohne die qualifizierte Anleitung eines geschulten Buteyko-Lehrers ihren Weg zu finden, und sei es nur deshalb, weil ihnen vielleicht die Ermutigung fehlt, immer wieder konsequent zu sein, und die dargestellten Übungen wirklich auch so durchzuführen, wie sie gedacht sind. Aus eigener Erfahrung kann ich Ihnen sagen, dass ich dieses so simpel scheinende Buch mehrfach lesen musste, um wirklich sicher zu sein, alles mitgenommen zu haben. Bitte tun Sie das auch! Es ist meine Hoffnung, dass dieses Buch dabei helfen wird, eine deutsche Buteyko-Szene entstehen zu lassen, aus der dann auch qualifizierte Lehrer erwachsen.

Ein weiterer Hinweis scheint mir noch unbedingt geboten: Dieses Buch soll und kann nicht den Rat Ihres Arztes ersetzen. Ganz im Gegenteil vielleicht: Wir hoffen, dass Sie mit diesem Buch zu Ihrem Arzt gehen und es ihm zeigen. Sie werden seine Hilfe wahrscheinlich noch benötigen, vor allem, wenn Sie auch den letzten Teil des Buchs umsetzen wollen: das Buteyko-Protokoll für eine abgekürzte Steroid-Therapie. **Hier dürfen Sie nicht alleine Ihre Dosis bestimmen**. Was Sie damit jedoch sehr wohl können: Ihr eigenes Wissen um Ihre Krankheit erhöhen, um ab jetzt eine aktive Rolle in Ihrem eigenen Genesungsprozess zu spielen. Viele Asthmatiker versäumen dies, auch das weiß ich aus eigener Erfahrung, und es hätte mich einmal schon beinahe das Leben gekostet. Die Buteyko-Methode kann Ihnen helfen, ab jetzt Ihr eigener Fachmann zu werden, sodass Sie Ihrem Arzt ab jetzt viel genauer sagen können, welchen Kurs sie mit seiner Hilfe steuern wollen.

Bleiben Sie gesund!

Thomas Kirschner

Einführung

Die Buteyko-Methode, einschließlich der Buteyko-Atemübungen, stellen eine Asthma-Therapie dar, die die Kontrolle und die Heilung jeglicher Form von Asthma erlauben, entweder ganz ohne Medikamente oder zumindest mit einer stark reduzierten Form der medikamentösen Behandlung.

Dr. Buteyko entdeckte, dass Hyperventilation die eigentliche Ursache von Asthma darstellt. Er war der erste Wissenschaftler, der die Verengung der Bronchiolen auf exzessives „tiefes Atmen" oder Hyperventilation zurückführte. Er fand heraus, dass die Asthma-Symptome verschwinden, wenn die zugrundeliegende Hyperventilation zurückgebildet werden kann. Dies führte ihn zur Entwicklung einer neuartigen Therapie von Asthma.

Die Buteyko-Methode kann alle Formen von Asthma jedes Schweregrades rückbilden, denn sie resultieren alle aus reversibler Hyperventilation. Jedoch ist es bei mittlerem oder schwerem Asthma manchmal notwendig, während des Genesungsprozesses Medikamente einzusetzen. Die Dosis wird aber schrittweise vermindert, und letztlich kann das Medikament ganz abgesetzt werden. Nur in seltenen Fällen ist die Schädigung der Adrenalindrüsen in Folge jahrelanger chronischer Hyperventilation und durch den Missbrauch von Steroiden derartig schwerwiegend, dass die Adrenalindrüsen sich nicht mehr vollständig erholen können. In solchen Fällen können kleine Steroid-Dosen als dauerhafte Ergänzung nötig sein.

Der Erfolg der Buteyko-Methode hängt davon ab, ob der Patient die Anwendung gewissenhaft durchführt oder nicht. Oftmals ist dies nicht der Fall. Eine vollständige Genesung kann aber nur erreicht werden kann, wenn sich der Patient genau an die gegebenen Ratschläge hält. Eine erfolgreiche Umsetzung der Methode kann auch eine Änderung abträglicher Gewohnheiten beinhalten. Die Buteyko-Methode ist keine Wunderkur, sondern ein rational nachvollziehbares Programm, das darauf abzielt, Ihre Gesundheit wiederherzustellen, indem sie das korrigiert, was ein abträglicher Lebensstil und schädliche Gewohnheiten angerichtet haben.

Die Methode beinhaltet ein einfaches und gleichzeitig effektives System zur Messung des Gesundheitszustands. Dieses System basiert auf der sogenannten „Kontrollpause", (die auch mit „CP" abgekürzt wird, entsprechend dem englischen Ausdruck „Control Pause"). Dieses Intervall beschreibt die Zeitspanne, in der man den Atem ohne Mühe anhalten kann. (Später in diesem Buch wird die Kontrollpause noch genau beschrieben werden.) Die regelmäßige Messung Ihrer CP wird Ihnen ein objektives Maß für Ihren Fortschritt in Richtung einer Normalisierung der Atemfunktion und der Wiederherstellung Ihrer Gesundheit geben.

Heutzutage haben 60 bis 80 Prozent der Asthmatiker eine milde Form von Asthma. Bei mildem Asthma entstehen kleinere Krisen, d. h. keine volle Asthma-Attacke, nicht öfter als zweimal pro Woche tagsüber, und nicht öfter als einmal pro Monat in der Nacht. Dieser Schweregrad von Asthma erfordert überhaupt keine medikamentöse Behandlung. Leider stellt die Standard-Behandlung von leichtem Asthma mit Medikamenten einen der Hauptgründe dar, warum Asthma sich in vielen Fällen fortlaufend verschlechtert.

Die Buteyko-Methode kann auch in Fällen von mittelschwerem Asthma helfen, (bei dem im Verlauf einer Woche nicht mehr als drei volle Asthma-Attacken tagsüber und eine in der Nacht vorkommen). Und auch bei schwerem Asthma kann sie ohne den Einsatz von Medikamenten wiederkehrenden akuten Anfällen vorbeugen: Sie erlaubt die rapide Reduktion von Arzneigaben, die bei der Standard-Asthma-Behandlung verordnet werden und führt in den meisten Fällen letztendlich zur Absetzung aller Medikamente.

Typischerweise wird ein Patient innerhalb von ein oder zwei Wochen eine nachhaltige Verbesserung seiner Lebensqualität erfahren, und im Laufe der Zeit kann man dann wieder ein Leben frei von Symptomen und Medikamenten führen. In vielen Fällen können die Buteyko-Atemübungen auch eine sofortige Besserung erzeugen, etwa bei Husten, Keuchen, Pfeifen, Atemknappheit (der ersten Stufe eines Asthma-Anfalls) oder bei einer blockierten Nase – und das ohne den Einsatz von Medikamenten. Allerdings setzt ein solcher Behandlungserfolg, wie schon oben betont, voraus, dass der Patient die Methode gewissenhaft anwendet.

Theoretische Grundlagen

Die Buteyko-Methode basiert auf einem neuartigen Verständnis der Art und Weise, wie sich Asthma entwickelt. Es ist aus der elementaren Physiologie bekannt, dass einer der Hauptgründe für den Bronchospasmus der Lunge das niedrige Niveau von CO_2 in der Alveolarluft ist. Dies führt zu übermäßiger Anspannung in den glatten Muskeln der Bronchien und damit zu einer Einengung der Bronchien und dem Gefühl von Atemlosigkeit. Der erste Wissenschaftler, der dies entdeckte, war der ukrainische Arzt K. P. Buteyko, der in der sibirischen Niederlassung der UdSSR-Akademie der Medizinischen Wissenschaften (am Institut für Experimentelle Biologie und Medizin in Novosibirsk) arbeitete, und der seine Entdeckung im Jahre 1962 beschrieb. Er schlug eine fundamental neue, medikamentenfreie Behandlung vor, deren Ziel es war, die Aufnahme von CO_2 in den Lungen auf ein normales Niveau zurückzubringen. Dieses Programm stoppt Bronchospasmen und Asthma-Anfälle und beugt diesen vor.

Wenn es in der Alveolarluft nicht genügend CO_2 gibt, ist es ohne Einsatz von Medikamenten unmöglich, die übermäßige Spannung (Hypertonizität) in den glatten Muskeln der Bronchien zu verhindern. Allerdings behandeln diese Medikamente nur die Symptome: Kaum stellt man ihre Einnahme ein, kehren die Symptome wieder zurück. Die zugrundeliegende Ursache für den Bronchospasmus ist das niedrige CO_2 in der Alveolar-Luft. Die Buteyko-Methode versucht daher, diesen Mangelzustand durch eine Normalisierung der Atemfunktionen zu beheben. Beweise für die Effektivität der Methode sind die vielen geheilten Asthmatiker in Russland, die nun schon über 30 Jahre ohne Asthma-Anfälle leben, indem sie die Buteyko-Methode anwenden.

Asthma – ein Abwehr-Mechanismus

Die Buteyko-Methode versteht bronchiales Asthma nicht in erster Linie als Krankheit, sondern vor allem als physiologischen Abwehr-Mechanismus. Lassen Sie mich erklären, warum. Um die Erfordernisse unseres Metabolismus angemessen zu erfüllen, müssen die Stoffwechsel-Aktivitäten und die Belüftung der Lungen aufeinander abgestimmt sein. So entsteht ein normales CO_2-Niveau in den Zellen, im Blut und in der Luft der Lungen.

Wenn die Aktivität des Stoffwechsels für die Luftzufuhr zu gering ist oder der Strom der Luft für den Stoffwechsel größer als benötigt, dann wird es einen Mangel von CO_2 geben – in den Zellen, im Blut und in der Luft der Lungen. Ohne CO_2 würde der gesamte Stoffwechsel zerstört werden. Mit geringem CO_2 kommt es bei verschiedenen Systemen, wie z.B. beim Immunsystem, zu einer Degeneration und Dysfunktionalität. Unter solchen Bedingungen gibt es zwei mögliche Perspektiven für den Organismus: Er könnte entweder riskieren, zugrunde zu gehen oder versuchen, einem übermäßigen Verlust von CO_2 entgegenzuwirken. Es gibt mehrere Möglichkeiten, das CO_2-Niveau aufrechtzuerhalten. Der Spasmus in den Bronchien ist eine dieser Mechanismen. Indem der Körper die Bronchien zusammenzieht, versucht er, den Verlust von CO_2 in den Lungen zu verhindern. Daraus lässt sich folgern, dass Asthma keine Krankheit ist, sondern eine körperliche Reaktion auf einen niedrigen CO_2-Pegel in den Lungen. In diesem Sinne sollte Asthma in einem positiveren Licht gesehen werden, nämlich als ein effektiver Verteidigungsmechanismus mit echtem Nutzen für den Asthmatiker.[2]

Der Hyperventilationstest

Asthma ist, wie gesagt, nicht die einzig mögliche Reaktion des Körpers auf einen niedrigen CO_2-Pegel. Je nach genetischer Disposition kann es signifikante Unterschiede in der Art der Reaktion auf diesen physiologischen Mangelzustand geben. Während der eine in Folge von niedrigem CO_2 Asthma entwickelt, leiden andere unter Kreislaufproblemen oder neurologischen Störungen. Man kann testen, zu welchem Schutzmechanismus man selbst neigt, indem man eine kurze Zeit lang absichtlich zu viel atmet. Diejenigen Symptome, die dabei als erstes entstehen, zeigen auf Ihren persönlichen Haupt-Mechanismus zum Schutz vor übermäßigem CO_2-Verlust. Jene Erkrankung, die mit dieser Art von Abwehrmechanismus in Verbindung steht, wird für Sie persönlich wahrscheinlich das größte Gesundheitsrisiko darstellen. Wenn bei-

2 Dies ist in der Tat der Grund, warum seit alters her Asthmatikern ein langes Leben vorausgesagt wird: Ihr Asthma schützt sie effektiv vor übermäßiger Hyperventilation.

spielsweise ein Asthmatiker einen Krampf in den Blutgefäßen als erstes Symptom der Hyperventilation erlebt, dann sind für ihn Erkrankungen, die im Zusammenhang mit Krämpfen in Blutgefäßen stehen, sogar noch gefährlicher als sein Asthma.

Buteyko-Lehrer in Russland fordern ihre Patienen daher auf, zu hyperventilieren und damit ihre Symptome zum Vorschein zu bringen. Die Resultate dieses Tests überzeugen die Patienten regelmäßig davon, dass es wirklich die Über-atmung ist, welche die Ursache ihrer Beschwerden darstellt, und motiviert sie mehr, sich auf die Therapie einzulassen. Dieser Test könnte ohne ärztliche Aufsicht allerdings gefährlich sein und darf daher nur im Beisein eines Arztes durchgeführt werden.[3]

Asthma-Entwicklung und Standard-Therapie

Moderne Standard-Verfahren zur Behandlung von chronischer Bronchitis können zur Entwicklung von bronchialem Asthma führen. Dies kann während der ersten sechs Monate nach einer Verschlechterung der Bronchitis erfolgen. Ärzte verschreiben Antibiotika, wenn der Zustand sich verschlimmert, weil dies die aggresivste zur Verfügung stehende Behandlungsmethode darstellt. Chronische Bronchitis darf jedoch mit Antibiotika nicht unendlich lang behandelt werden. Nach ein oder zwei Behandlungsverläufen mit Antibiotika kann es sein, dass der Patient

3 Arterien und Arteriolen weisen in ihren Wänden glatte Muskeln auf, genau wie Bronchiolen. Wenn das arterielle CO_2 sehr niedrig ist, dann können auch dort Spasmen entstehen und dadurch eine Verengung der Gefäße. Dies reduziert den Blutfluss und erhöht den Blutdruck. Die reduzierte Durchblutung ist teilweise verantwortlich für Ohnmachtsanfälle während der Hyperventilation. Es kann auch Migräneanfälle produzieren, Kopfschmerzen und Angina, weil zu wenig Blut zum Herz und zum Gehirn gelangt. Dies ist eine Auswahl von Beispielen möglicher Symptome, die entstehen können, wenn Sie den Hyperventilationstest durchführen.

zum ersten Mal Atemlosigkeit erlebt. In einem solchen Fall verschreiben Ärzte dann typischerweise Medikamente, die für die Behandlung von bronchialem Asthma vorgesehen sind. Das Resultat davon ist, dass der Patient unter steigender Atemlosigkeit zu leiden beginnt und von den Medikamenten für Bronchialasthma abhängig wird. Dies ist der Beginn von Asthma. Wir schätzen, dass 60 bis 70 Prozent von bronchialem Asthma eine Folge der gegenwärtigen Methoden der Behandlung anderer Krankheiten darstellt, insbesondere der chronischen Bronchitis.

So paradox es klingen mag: Die moderne Standard-Medikamententherapie für Asthma stellt eine der Hauptursachen für die enormen Zuwachsraten von Asthma in vielen Ländern der Welt dar. Wie wir schon erklärt haben, liegt der physiologische Zweck des Bronchospasmus als einem Teil von Asthma darin, einen Verlust von CO_2 in den Lungen zu vermeiden. Die medikamentöse Unterdrückung von diesem Mechanismus bedeutet, dass wir versuchen, einen Schutzmechanismus zu entfernen, der dafür gedacht ist, das CO_2 zu bewahren. Die Unterdrückung führt zu einem weiteren Verlust von CO_2 und zu noch stärkerem Bronchospasmus, sobald der Effekt der Medikamente nachlässt. Das Resultat davon ist dann, dass der Asthma-Zustand sich verschlimmert. Anders als andere Krankheiten ist Asthma einfach ein Überlebensmechanismus.

Die Buteyko-Atemschlange

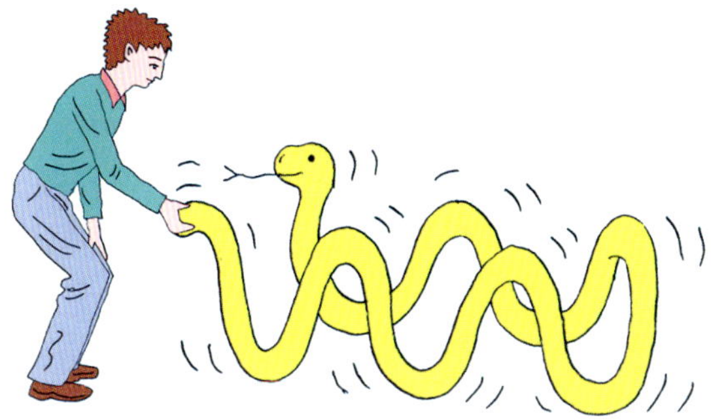

Um Ihnen zu helfen, die Buteyko-Übungen zu verstehen, möchten wir Sie an dieser Stelle mit der Atem-Schlange bekannt machen. Es ist hilfreich, sich den Atem als wellenartige Bewegungen einer Schlange vorzustellen. Die Schlange ist übrigens auch ein Symbol für Professor Buteykos Philosophie, im Atmen nicht nur einen physiologischen Vorgang zu sehen, sondern einen lebendigen Prozess.

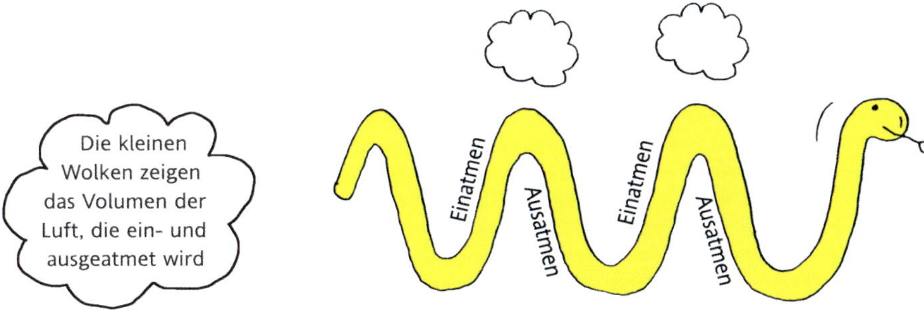

Die Wellenbewegungen des Schlangenkörpers illustrieren den Prozess des Einatmens und des Ausatmens

Dasselbe kann über unseren Atem gesagt werden. Flaches oder normales Atmen ist eine grundlegende Voraussetzung für Gesundheit und langes Leben. Tiefes Atmen ist die Basis vieler Krankheiten. Und daher können wir unseren Atem, wenn er tief ist, als einen Feind betrachten, und wenn er normal oder flach ist, als einen Freund.

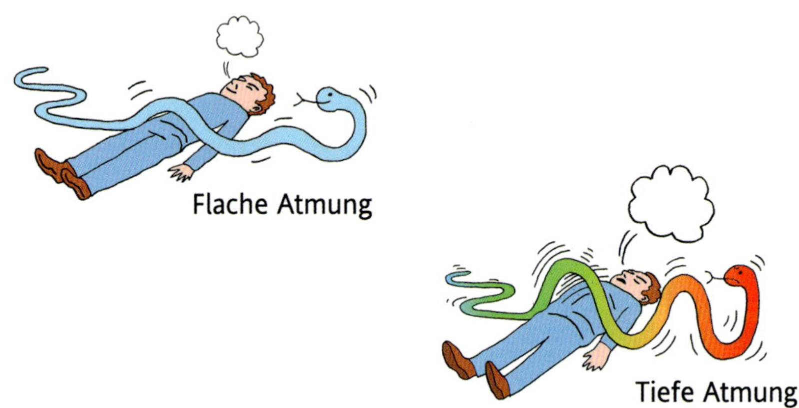

Die Rehabilitation des Atmens sollte kein Kampf sein. Der Atem sollte als etwas Lebendiges und Heiliges betrachtet werden, das man wertschätzt und nährt, wie ein Baby.

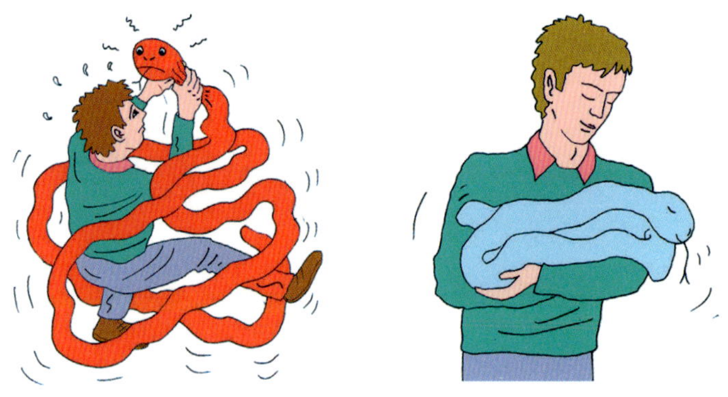

CO_2-Niveaus in Lungen und Blut

Das Verständnis des folgenden Kapitels ist nicht unbedingt nötig, um die Buteyko-Übungen zu meistern. Die Informationen können dennoch als theoretischer Hintergrund für Buteyko-Lehrer und medizinisch Interessierte nützlich sein. Im Vorfeld wird hier die mögliche Frage beantwortet, wie die Buteyko-Methode Asthma verbessern kann, wenn das CO_2 im Blut hoch ist. Das Ziel der Methode ist es, die Ventilation der Lungen abzusenken. Tatsächlich empfehlen Ärzte aber oft eine Steigerung der Lungen-Ventilation, um das CO_2 im Blut zu senken, weil sie der Meinung sind, dass das hohe CO_2 im Blut von unzureichender Atmung herrühre. Jedoch provoziert gesteigertes Atmen oftmals nur einen Bronchospasmus, sodass das CO_2 im Blut dennoch hoch bleibt. Dies stellt für Ärzte ein Dilemma dar.

Im Jahre 1962 löste Dr. Buteyko zum ersten Mal dieses Paradoxon. Er erklärte, dass der Unterschied zwischen Blut- und Lungen-CO_2, der bei manchen Asthmatikern existiert, auf eine Schädigung des Lungengewebes zurückzuführen ist. Sie resultiert wiederum in einer Verschlechterung des Gasaustausches in der Lunge. In diesem Fall erzeugt die gesteigerte Atmung ein Absinken des CO_2 nur in den Lungen, was wiederum zu Hypertonizität der glatten Muskeln in den Wänden der Bronchien führt, die dann einen Bronchospasmus auslösen.

Das folgende Diagramm repräsentiert den ungefähren Gasaustausch in den Lungen bei normalen Indizes von CO_2 und O_2 in der alveolaren Luft und im Blut.

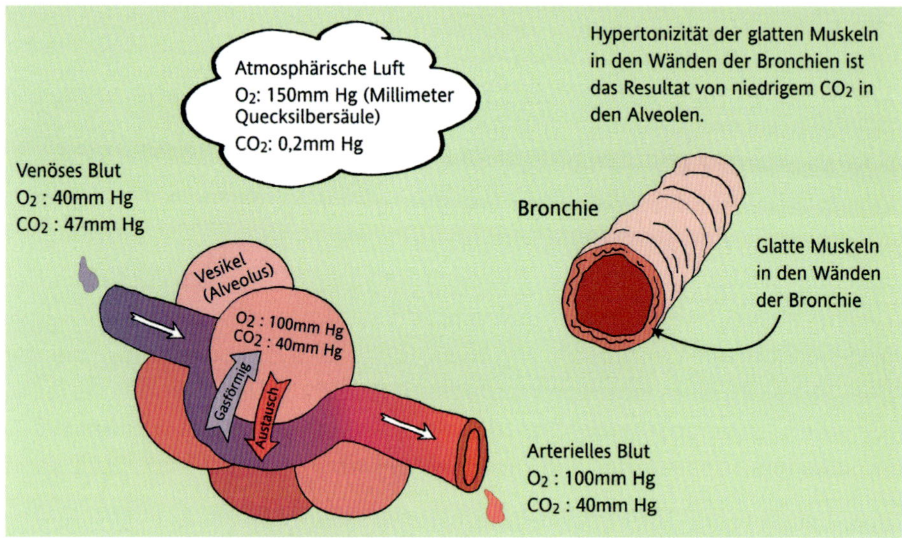

Aber bei Asthma sind diese Indizes eben nicht normal. Üblicherweise haben Asthmatiker sehr niedrige CO_2-Niveaus in der alveolaren Luft, während das CO_2 im Blut in Abhängigkeit vom Schweregrad des Asthmas niedrig, normal oder hoch sein kann. Das dauerhaft niedrige Niveau von alveolarem CO_2 ist ein Resultat chronischer alveolarer Hyperventilation. Die folgenden Grafiken illustrieren, wie bei Asthmatikern die CO_2-Niveaus in den Alveolen und im Blut variieren können.

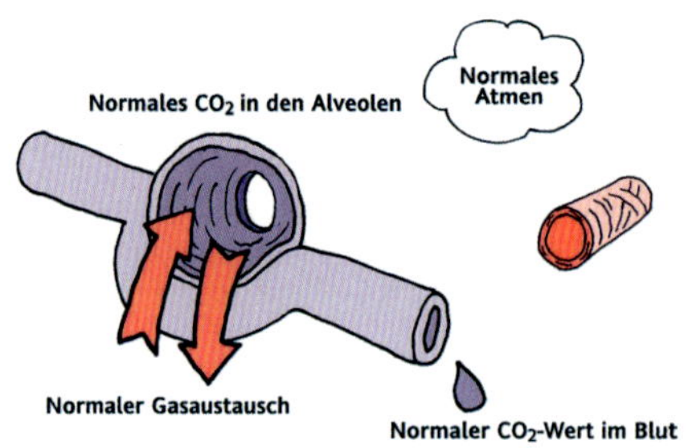

Normales CO_2

Bei gesunden Menschen oder bei Menschen in einem frühen Stadium von Asthma sind die CO_2-Werte im Blut und in den Alveolen gleich.

Dies setzt voraus, dass das Lungengewebe normal ist und ein normaler Gas-Austausch durch die alveolaren Membranen stattfindet.

Niedriges CO_2

Die alveolaren Membranen sind normal, die CO_2-Werte im Blut und in den Alveolen sind niedrig. Bei gesunden Menschen beträgt der Wert für das alveolare CO_2 etwa 40 mm Hg. Bei Asthmatikern ist er nie so hoch. Der Grund für das niedrige CO_2-Niveau in den Lungen ist chronische Hyperventilation.

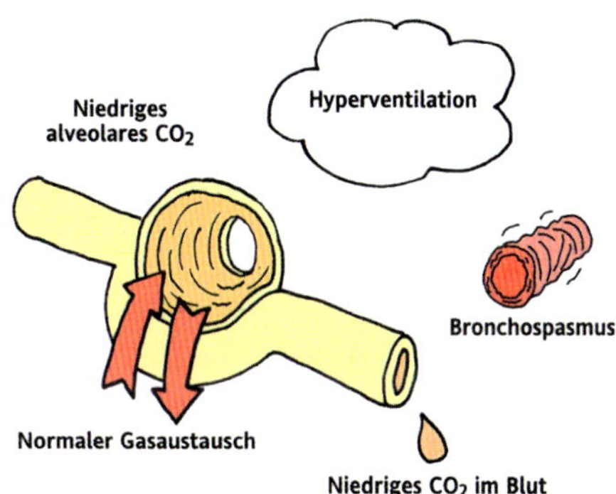

Hohes CO_2

Bei Asthma schwereren Grades ist das alveolare CO_2 immer sehr niedrig. Bei besonders schwerem Asthma und gelegentlich auch bei mittelschwerem bis mildem Asthma ist der CO_2-Wert im Blut hoch. Dies resultiert aus zerstörtem Gewebe in den Lungen und einer Verschlechterung beim Gas-Austausch in der Lunge. Lungenemphyseme und Pneumosklerose können oftmals einen arteriovenösen Rückstau in

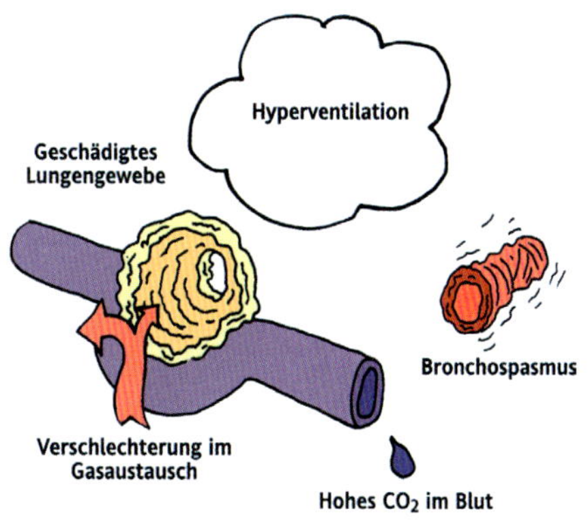

der Lunge verursachen. Das in manchen Bereichen der Lunge zerstörte Gewebe verhindert einen normalen Gas-Austausch; dies wiederum resultiert in venösem Blut aus diesen Bereichen, das hoch mit CO_2 und niedrig mit O_2 angereichert ist, und dann wieder in die Arterien zurück gedrückt wird.

Das alveolare CO_2 sollte am Ende einer normalen Ausatmung gemessen werden. Es geschieht oft, dass die CO_2-Messungen am Ende der Ausatembewegung höher scheinen als die üblichen CO_2-Niveaus in der alveolaren Luft. Dies passiert typischerweise bei einer unnatürlich langen Ausatem-Phase. In diesem Fall strömt in den Gas-Analysator Luft, die sehr nahe am Blut und daher reicher an CO_2 ist; daher zeigt das Gerät einen höheren Prozentsatz an CO_2 in den Alveolen an, als es eigentlich dem Durchschnittswert entspräche. Aus diesem Grund ist es wichtig, das CO_2 nach einer normalen Ausatmung zu messen, besonders wenn es einen gesunden Gas-Austausch in den Lungen gibt.

Veränderungen von CO_2 und O_2 in den Alveolen, im Blut und in den Zellen

Das folgende (ungefähre) Schema zeigt die Veränderungen von CO_2 und O_2 in den Alveolen, im Blut und in den Zellen - in Abhängigkeit von den Veränderungen im Gewebe der Lungen und der Verschlechterung des Gas-Austausches in den Lungen.

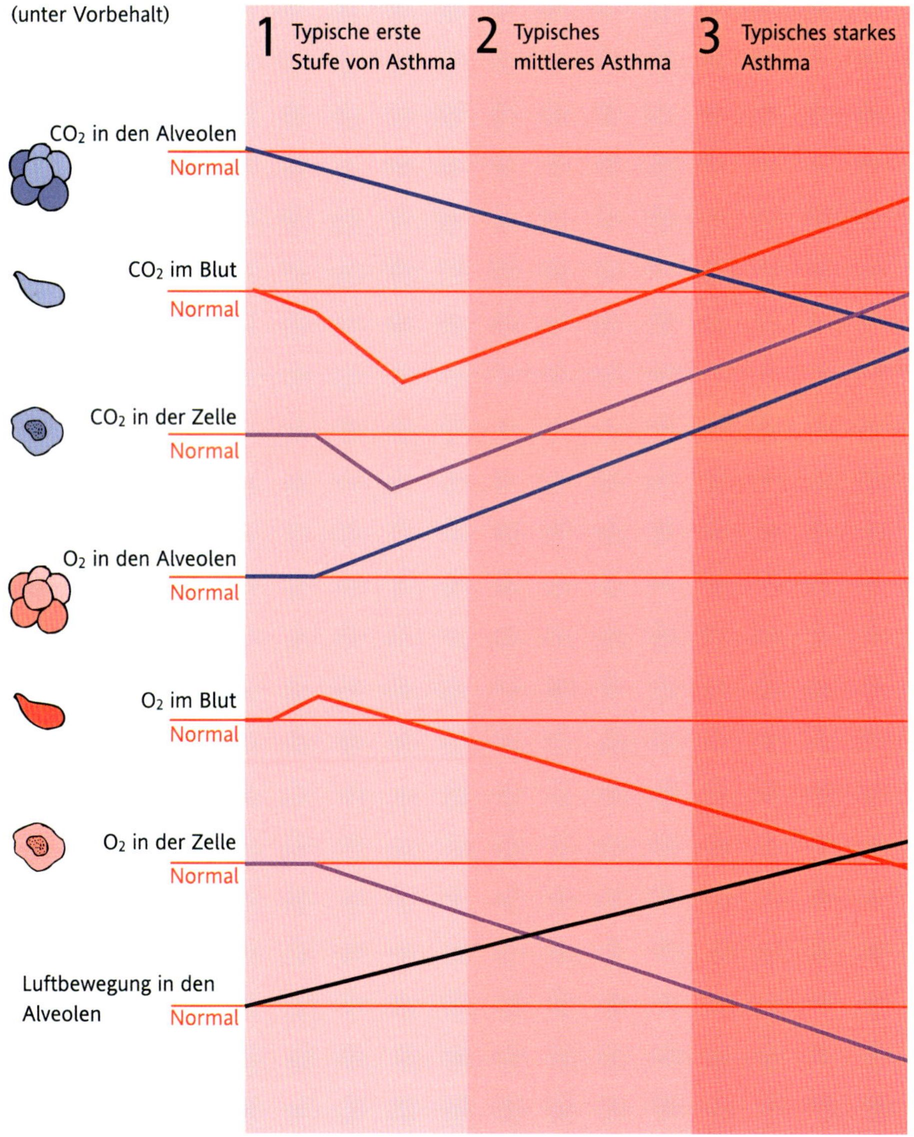

(unter Vorbehalt)
1 Typische erste Stufe von Asthma
2 Typisches mittleres Asthma
3 Typisches starkes Asthma
CO2 in den Alveolen
Normal
CO2 im Blut
Normal
CO2 in der Zelle
Normal
O2 in den Alveolen
Normal
O2 im Blut
Normal
O2 in der Zelle
Normal
Luftbewegung in den Alveolen
Normal

Das Niveau von CO_2 in der Alveolarluft ist wichtig

Eines der Hauptmerkmale von bronchialem Asthma ist die Hypertonizität der glatten Muskeln in den Bronchien, die aus niedrigem alveolaren CO_2 resultiert. Wenn Sie versuchen, eine Asthma-Attacke zu verhindern, dann müssen Sie ein normales Niveau von CO_2 in den Lungen erreichen. Zur selben Zeit kann das CO_2-Niveau im Blut hoch oder normal sein. Das CO_2-Niveau im Blut ist bei der Entwicklung des Bronchospasmus und von Asthma-Anfällen nicht relevant.

Aus Sicht der Buteyko-Methode gibt es zwei Hauptgründe für das niedrige CO_2-Niveau in den Lungen von Asthmatikern:

1. Chronische alveolare Hyperventilation oder, einfach gesagt, tiefes Atmen (hierbei strömt zu viel Luft durch die Lungen und entfernt dabei übergroße Mengen von CO_2; dies sorgt für einen Mangel an CO_2 in der alveolaren Luft).

2. Geringe Stoffwechsel-Aktivität und somit eine geringe CO_2-Produktion.

Drei Wege, um das CO_2-Niveau in den Lungen zu stabilisieren

Es gibt drei Wege, um das CO_2-Niveau in den Lungen zu normalisieren:

- **Bewusste Kontrolle**: Die erste Möglichkeit besteht darin, den Strom der Luft zu reduzieren, indem man mit Hilfe spezieller Buteyko-Atemübungen *bewusste Kontrolle* ausübt. Diese Atemübungen erlauben Ihnen, die Atmung an die Erfordernisse Ihres Stoffwechsels anzupassen. Die Grundübungen der Buteyko-Methode sind in diesem Buch im Detail beschrieben. Sie alle sind dafür gemacht, die Tiefe der Atmung zu reduzieren; die verschiedenen Übungen bieten jedoch unterschiedliche Variationen für verschiedene Situationen.

- **Körperliche Aktivität**: Die zweite Möglichkeit besteht darin, die Muskelaktivität zu erhöhen, da CO_2 eines der Endprodukte darstellt, die von unserem Stoffwechsel produziert werden. Dies ist der natürlichere Weg. Wenn Sie Ihre Muskelaktivität erhöhen, müssen Sie aber gleichzeitig sicherstellen, dass Sie die Menge der Atemluft, die durch Ihre Lungen strömt, kontrollieren und begrenzen. Die Buteyko-Übungen werden Ihnen dabei helfen, Ihre Atmung während der körperlichen Aktivität an die Erfordernisse Ihres Stoffwechsels anzupassen (siehe auch „Wie Sie Ihr Asthma mit körperlichen Übungen bessern können").

- **Identifizieren der Ursachen**: Die dritte Möglichkeit besteht darin, herauszufinden, was Ihr tiefes Atmen verursacht, und die Ursachen dafür zu eliminieren. Zu den auslösenden Faktoren können vielerlei Dinge zählen: Übermäßiges Essen, zu viel Schlaf, übermäßiges Atmen beim Sprechen, gesteigerter Stress und andere abträgliche Gewohnheiten oder Lebensumstände können alle dazu beitragen, die Atemrate zu steigern. Dies wird zu niedrigen CO_2-Niveaus in der Lunge führen, die wiederum einen Bronchospasmus und einen akuten Asthma-Anfall auslösen können. Wenn Ihr Ausgangs-Niveau von CO_2 in der Alveolar-Luft bereits niedrig ist, dann wird jede weitere Reduktion von CO_2, verursacht durch zu viel Essen oder zu wenig Schlaf, das tiefe Atmen intensivieren und möglicherweise einen Asthma-Anfall hervorrufen (siehe auch „Wie man Hyperventilation im Schlaf vermeidet"). Es ist daher wichtig zu lernen, Ihren Atem in jeder Situation zu kontrollieren, sogar wenn Sie Auto fahren, tanzen, eine Liebeserklärung machen oder eine Bank besuchen! Die

Buteyko-Methode beinhaltet Ratschläge zu Ernährung, zu Schlafgewohnheiten und einer Teilnahme am Sport ohne Asthma sowie zum Sprechen ohne übermäßiges Atmen oder Asthma. Es ist jedoch auch erwähnenswert, dass alle genannten atmungserhöhenden Faktoren weniger signifikant werden, sobald Sie Ihren Körper tagsüber genug trainieren und Ihre Atmung an die Aktivität des Stoffwechsels angepasst ist. Faktoren, die mit Diät, Schlafverhalten etc. zu tun haben, werden dann durch die Wiederherstellung relativ hoher CO_2-Niveaus relativ unwichtig.

So messen Sie die Kontrollpause

Dr. Buteyko entwickelte die Kontrollpause (CP), um ein einfaches und zuverlässiges Messverfahren für das CO_2-Niveau in den Lungen zur Verfügung zu stellen. Als er noch ein vollständig ausgestattetes wis-

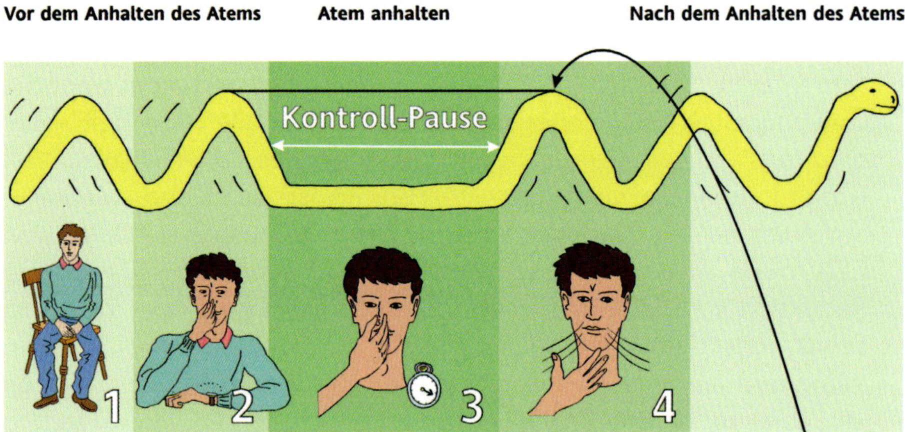

Wichtig: Merken Sie sich vor allem, dass die Tiefe des ersten Atemzugs am Ende des Atem-Anhaltens nicht tiefer sein sollte, als vor dem Anhalten des Atems.

senschaftliches Labor besaß, wurde die CP nie erwähnt, denn er hatte genug Instrumente, um den CO_2-Wert anders zu ermitteln. Als sein Labor jedoch zerstört wurde, musste er eine neue, einfachere Art erfinden, um das CO_2 zu messen. Auf diese Weise entwickelte er das Konzept der CP.

Eine kurzgefasste Definition der CP lautet: „Die Zeitspanne, in der Sie Ihren Atem anhalten können, bis Sie den ersten Impuls spüren, wieder zu atmen." Wenn Sie wieder beginnen zu atmen, müssen Sie dasselbe Atemmuster (in Bezug auf Tiefe, Geschwindigkeit) annehmen können wie vor dem Anhalten des Atems. Sie werden für diese Messung eine Stoppuhr oder eine Uhr mit Sekundenzeiger benötigen.

1. Nehmen Sie die korrekte Haltung mit aufrechtem Rücken ein.

2. Nach einer normalen Ausatmung blockieren Sie Ihre Nase mit den Fingern.

3. Starten Sie Ihre Stoppuhr oder sehen Sie auf den Sekundenzeiger Ihrer Armbanduhr. Halten Sie Ihre Atmung solange an, *bis Sie wieder den ersten Drang zu atmen spüren*. Dieses gesamte Anhalten des Atems muss komplett mühelos erfolgen. Die Dauer des Atem-Anhaltens in Sekunden wird „Kontrollpause" genannt.

4. Sobald Sie wieder den ersten Drang zum Einatmen spüren, öffnen Sie die Nase und fahren mit dem Atmen fort. Die Tiefe der ersten Einatmung muss genauso sein, wie vor dem Anhalten des Atems.

Mögliche Fehler

- Wenn Sie nach dem ersten Impuls, wieder zu atmen, fortfahren, mit einiger Anstrengung Ihren Atem anzuhalten, werden Sie nicht Ihre wirkliche CP messen.

- Wenn Sie die CP direkt nach einer Buteyko-Atemübung messen, anstatt drei bis fünf Minuten zu warten, werden Sie ein falsches Ergebnis bekommen. Dies kommt daher, weil Sie direkt nach einer Übung automatisch einen leichten Luftmangel erleben, und dies wird eine niedrigere CP zur Folge haben.

- Es ist ein Fehler, Ihren Atem auf irgendeine Weise zu verändern, bevor Sie die CP messen, denn dies wird in einer falschen Messung resultieren. Sie sollten Ihre CP unter „Standardbedingungen" messen, also wenn Sie normal atmen, ohne vorher besondere Aufmerksamkeit auf die Art und Weise Ihrer Atmung gelegt zu haben.

- Wenn Sie Ihre CP zu bald nach körperlicher Aktivität messen, wird dies wahrscheinlich zu falschen Ergebnisen führen. Nach körperlich anstrengenden Aktivitäten sollten sie mit der Messung zirka 10 bis 15 Minuten warten, damit sich Ihr Atem vorher wieder normalisieren kann.

Die morgendliche CP

Die „morgendliche CP", die direkt nach dem Aufwachen gemessen wird, ist besonders signifikant. Sie ist als Index für Ihre Gesundheit zuverlässiger als Ihre CP untertags, denn im Schlaf kann man den Atem nicht kontrollieren. Sie ist daher ein Maß für den natürlichen Zustand Ihrer Atmung. Tagsüber kann die CP stark variieren. Zum Beispiel könnten Sie vor dem Mittagessen eine CP von 40 haben, aber nach dem Essen könnte sie auf 20 abfallen. Die Frage ist dann: Welches ist die wirkliche CP? Aus diesem Grund benutzen wir die morgendliche CP als Basis-Maßeinheit für Ihre Gesundheit. Wenn Sie zum Beispiel tagsüber eine CP von 20 bis 40 Sekunden haben, aber Ihre morgendliche CP nur fünf Sekunden dauert, dann beträgt Ihre wahre CP fünf Sekunden. Ihre größere CP tagsüber ist dabei irrelevant.

Wenn ich meinen Patienten sage, dass ihre Asthma-Anfälle aufhören werden, sobald sie eine CP größer als 20 Sekunden haben, dann bedeutet dies, dass sie eine morgendliche CP von mehr als 20 Sekunden haben müssen. Es ist nicht wichtig, welche CP sie tagsüber haben. Oftmals haben Asthmatiker tagsüber eine CP von 30 bis 40 Sekunden, aber noch immer Asthma-Anfälle, weil ihre morgendliche CP unter 20 liegt.

Verlängerte Pausen und Maximalpausen

Abgesehen von der CP existieren in verschiedenen Büchern zur Buteyko-Methode auch noch andere Arten von Pausen oder des Atem-Anhaltens, die wir untenstehend kurz besprechen wollen. Dabei werden wir die CP als zugrunde liegende Maßeinheit verwenden.

Kontrollpause (CP) – Stellt die Zeitspanne dar, innerhalb der Sie den Atem anhalten und nach der Sie noch immer zu Ihrem alten Atemmuster zurück-kehren können.

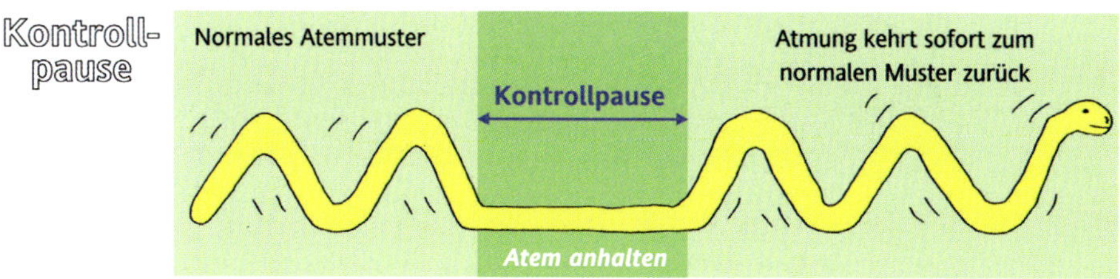

Verlängerte Pause (VP) – alles, was länger ist als eine CP, aber kürzer als eine MP.

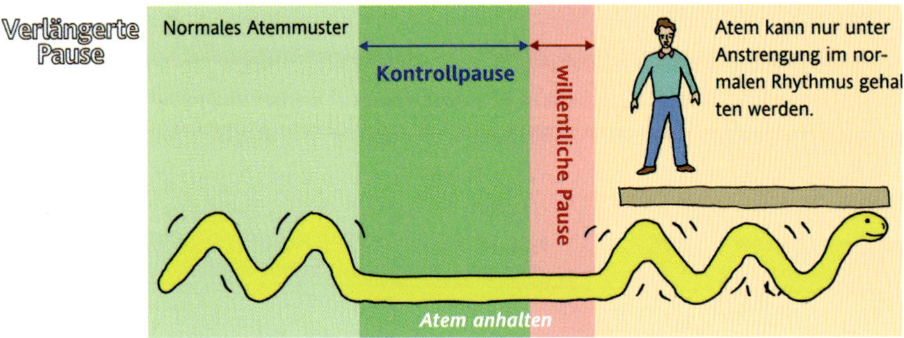

Maximalpause (MP) – die maximale Zeitspanne, über die Sie Ihren Atem anhalten können und nach der Sie Ihren Atem noch immer mittels Anstrengung in das alte Muster zwingen können.

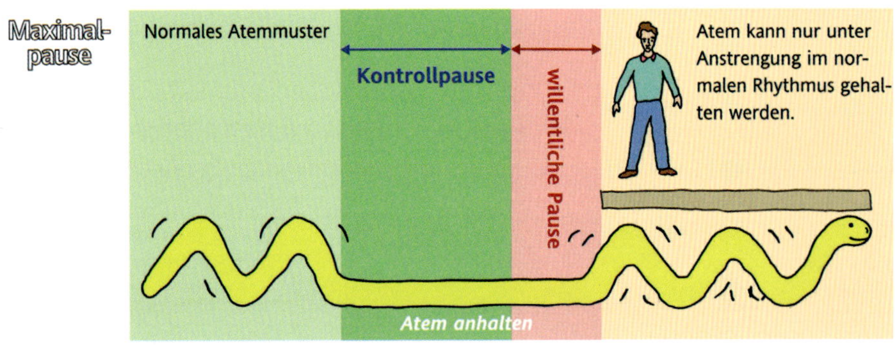

Absolute (oder Ambulanz-) Pause

Die absolut längste Zeitdauer, über die Sie Ihren Atem anhalten können und nach der es Ihnen nicht mehr möglich ist, Ihren Atem in das alte Muster zu zwingen.

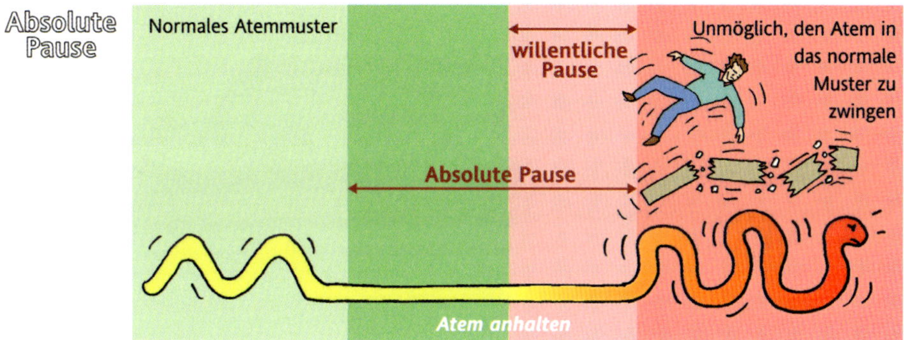

Wichtige Anmerkungen zum Anhalten des Atems

Die CP stellt eine zuverlässige Messung Ihres Gesundheitszustands dar und spielt in der Buteyko-Methode eine zentrale Rolle. Wie wir in späteren Kapiteln noch sehen werden, können längere Atempausen in manchen Buteyko-Übungen nützlich sein, um das CO_2-Niveau anzuheben. Abgesehen von dieser Funktion lässt sich aus ihnen jedoch keine wissenschaftliche Erkenntnis ableiten, die mit der CP vergleichbar wäre.

Wenn Sie Ihren Atem zu lange anhalten, werden Sie feststellen, dass es danach unmöglich wird, ihn noch zu kontrollieren. Es ist ein wichtiges Prinzip der Buteyko-Atemübungen, dass Sie bei der Anwendung von Atempausen, die länger als die CP sind, immer noch imstande sind, Ihren Atem unmittelbar danach in das normale Muster zu bringen. Anderenfalls könnte Ihr Atemmuster nachhaltig gestört werden, und Sie werden riskieren, dadurch Ihre Hyperventilation noch zu steigern, anstatt sie zu reduzieren.

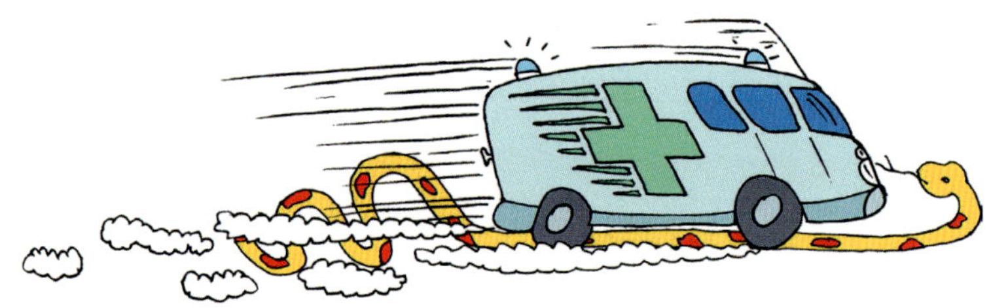

Buteyko-Atemübungen

Das wichtigste Ziel aller Buteyko-Atemübungen besteht darin, das Volumen der Atemluft zu reduzieren, die während jeder Minute durch die Lungen fließt (das sogenannte „Minuten-Volumen" wird auf der nächsten Seite beschrieben). Dadurch kann sich das CO_2-Niveau wieder auf ein normales Niveau zurück-bilden und der Bronchospasmus wird nicht mehr vorkommen. Sobald dieses Ziel erreicht ist, kommt es automatisch zu einer Wiederherstellung eines normalen Stoffwechsels und des Immunsystems. Wenn beispielsweise Ihre morgendliche CP größer als 40 ist, können Sie sicher sein, frei von viralen Infektionen, etc. zu sein.

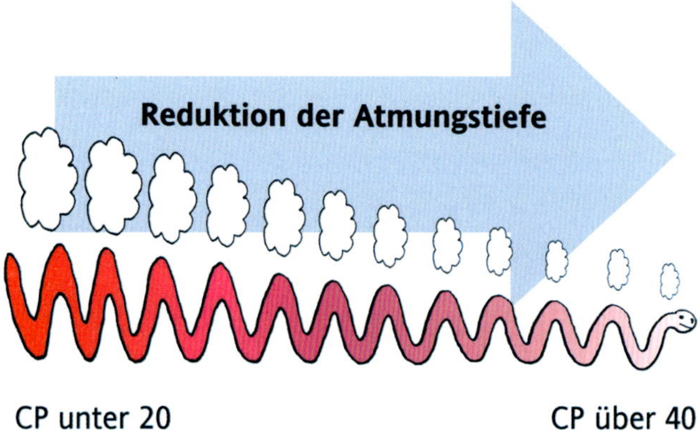

In der Buteyko-Methode verändern wir die Tiefe der Atmung, nicht die Frequenz. Um den Strom der Luft zu reduzieren, müssen Sie also die Tiefe jedes Atemzuges auf ein normales Maß verringern. Natürlich gibt es eine Verbindung zwischen der Atemtiefe und der Häufigkeit des Atmens:

- Tiefe und schnelle Atmung gehen oftmals zusammen. Wenn ein Asthmatiker eine CP von fünf bis zehn Sekunden hat, dann hat er üblicherweise eine Atemfrequenz von 20 bis 50 Atemzügen pro Minute.

- Wenn Sie eine CP von 60 haben, dann atmen Sie typischerweise nur drei bis fünf Mal pro Minute und machen dabei automatisch eine kurze Pause zwischen den Atemzügen. Diese automatische Pause kann, bei einer Atemfrequenz von drei bis fünf Atemzügen pro Minute, zehn bis 20 Sekunden dauern.

- Die erste unwillkürliche Pause beim Atmen wird auftreten, wenn Sie eine morgendliche CP von über 15 erreichen. Eine CP von 15 Sekunden mit einer automatischen Pause von einer Sekunde bedeutet, dass Sie automatisch Ihren Atem nach jedem Atemzug für eine Sekunde anhalten.

Es ist wichtiger, die Atemtiefe zu vermindern, als die Atem-Frequenz, denn:

1. Wenn Sie eine gut entwickelte Bewusstheit für Ihren Atemprozess besitzen, dann können Sie fühlen, dass es ein natürliches Bedürfnis dafür gibt, den Atem unwillkürlich ein bis zwei Sekunden lang anzuhalten, vor allem während der Übung 1.

2. Es ist unmöglich, den Atemstrom zu vermindern, wenn Sie versuchen, die Atemfrequenz zu verändern. Sie werden dadurch nur noch mehr atmen. Bei den Buteyko-Atemübungen verändern wir deshalb nur die Tiefe der Atmung. Die Frequenz wird sich auf natürliche Weise und unwillkürlich ändern.

„Die Tiefe der Atmung zu reduzieren" bedeutet im Kern, jede Übung so auszuführen, dass man ein gewisses Maß an Luftmangel verspürt, sodass also das Luftvolumen, das Sie während der Übung einatmen, geringer ist, als das Luft-volumen, das Sie vor den Übungen einatmeten.

Das Minuten-Volumen

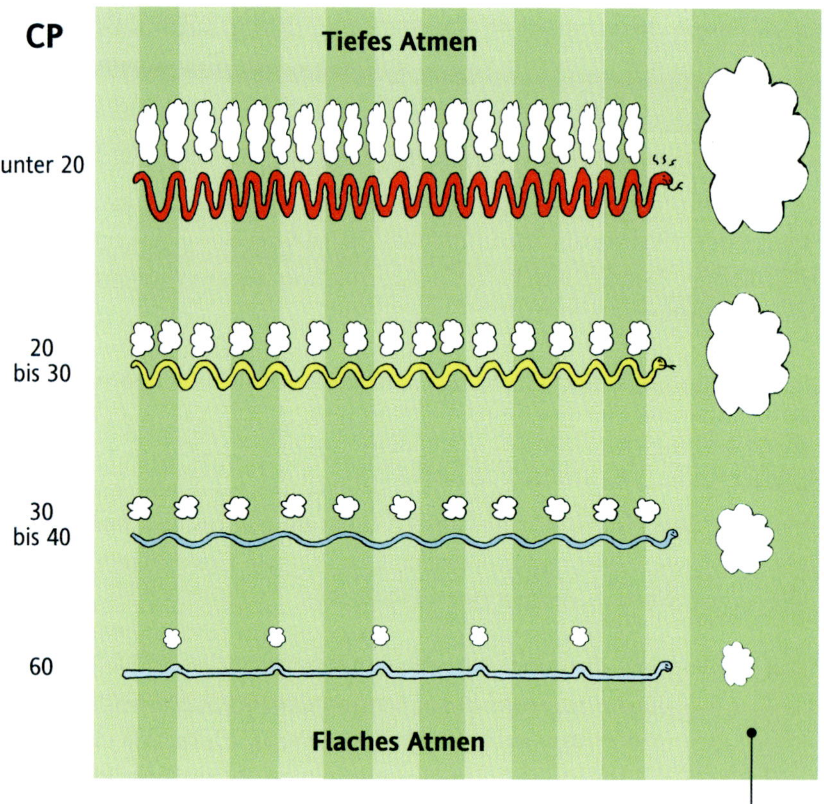

Wann und wie lange Sie die Übungen ausführen sollten

Wenn Sie unter akuten Asthma-Symptomen leiden oder andere Symptome an sich entdecken, die mit hyperventilationsbedingten Erkrankungen zusammenhängen, dann sollten Sie die Buteyko-Atemübungen solange ausführen, bis die Symptome verschwinden. Es ist dabei nicht wichtig, welche Art von Buteyko-Atemübungen Sie machen, solange es Ihnen dabei gelingt, die Tiefe Ihrer Atmung zu vermindern. Fühlen Sie sich frei zu experimentieren, damit Sie herausfinden können, welche Übungen für Sie am besten geeignet sind. Zum Beispiel:

- Wenn Sie Kopfschmerzen haben, sollten Sie mittels Entspannung ein leichtes, aber noch komfortables Gefühl des Luftmangels erzeu-[illegible]en und diesen Zustand aufrecht erhalten, bis die Kopfschmerzen ve[illegible]winden. (Wenn Sie das Gefühl von Luftmangel zu stark werden las[illegible] wird der Kopfschmerz möglicherweise für fünf oder zehn Minuten no[illegible]rker werden, bevor er verschwindet.)

- Wenn Sie unter Rhin[illegible]iden und unter einer blockierten Nase, dann sollten Sie ein mittleres b[illegible]arkes Gefühl des Luftmangels erzeugen, um sich schnell von diesen S[illegible]tomen zu befreien. Besonders vorteilhaft ist es, körperliche Übun[illegible]it wiederholtem Anhalten des Atems zu kombinieren. Stoppen [illegible] Atem, blockieren Sie Ihre Nase mit den Fingern und begi[illegible] Si[illegible]ehen, zu rennen oder zu springen, während Sie ein sta[illegible] Gefüh[illegible] uftmangels entwickeln. Sobald dieses Gefühl st[illegible] angewachse[illegible] lassen Sie Ihre Nase wieder frei und beginnen, [illegible]nft zu atmen, wob[illegible] Sie darauf achten sollten, zu vermeiden, da[illegible]ie ersten Atemzüg[illegible]esonders tief ausfallen. Gehen Sie sta[illegible] einfach weiter [illegible]ersuchen sich dabei zu entspanne[illegible]n Atem schnel[illegible]r zu beruhigen. Sobald sich Ihr At[illegible] norm[illegible]nmen Sie die körperlichen Übungen zusammen mit dem Anhalten des Atems wieder auf. Die Symptome der Rhinitis werden durchschnittlich innerhalb von ein bis fünf Minuten verschwinden, sodass Ihre Nase trocken wird, und Sie wieder leicht atmen können. Sobald Ihre Nase frei geworden ist, können Sie mit den Buteyko-Atemübungen aufhören, denn Ihre Symptome sind ja nun verschwunden.

Wenn Sie die Symptome nach 20 Minuten wieder zu spüren beginnen, müssen Sie die Übungen wiederholen, bis sie wieder verschwinden. Es ist sehr wichtig, die Symptome einer Krankheit zu überwinden, denn dies entwickelt in Ihnen das Vertrauen in die Effektivität der Methode und gibt Ihnen eine feste Basis für die erfolgreiche Behandlung Ihrer Krankheit.

Was tun, wenn Sie keine Symptome verspüren

Wenn Sie keinerlei Krankheitssymptome haben, dann sollten Sie dennoch Buteyko-Atemübungen machen, bis Ihre CP um mindestens fünf Sekunden gestiegen ist (im Vergleich zur Messung vor der Übung). Sie brauchen diesen Unterschied von mindestens fünf Sekunden, um sicherzustellen, dass Ihre CP wirklich größer geworden ist. Kleinere Unterschiede könnten auf einen Messfehler zurückgehen. Bedenken Sie, dass Sie Ihre CP erst drei bis fünf Minuten nach den Atemübungen messen sollten, und nicht direkt danach. Dies kommt daher, weil Sie direkt nach den Übungen naturgemäß einen leichten Atemmangel verspüren, und dies wird dann eine niedrigere CP erzeugen. Machen Sie sich also in diesem Moment keine Sorgen über die niedrige CP, sondern legen Sie einfach eine Pause ein und kehren Sie zu Ihrer normalen Atmung zurück, ohne ein Gefühl des Luftmangels zu erzeugen. Messen Sie Ihre CP, nachdem sich Ihr Atem wieder beruhigt hat.

Es ist übrigens nicht wichtig, wie viel Zeit Sie mit Buteyko-Atemübungen verbringen. Wichtig ist nur, sicherzustellen, dass die CP nach den Atemübungen höher ist als davor. Dies ist eine der Grundregeln der Behandlung. Sie werden Ihr Asthma nur überwinden können, wenn es Ihnen gelingt, Ihre CP zu erhöhen. Wenn Sie dafür pro Übung fünf Minuten brauchen, dann bedeutet dies eben, dass fünf Minuten pro Sitzung für Sie genug sind. Sie können aber natürlich auch länger üben. In aller Regel wird Ihre CP ein bis zwei Stunden nach einer Übung wieder abfallen, und zu diesem Zeitpunkt sollten Sie damit beginnen, sie durch eine weitere Übung wieder heraufzusetzen. Sie können Buteyko-Atemübungen tagsüber in vielen kurzen Intervallen von drei bis fünf Minuten durchführen, immer mit Pausen dazwischen. Das Ziel ist nicht, eine bestimmte Zeitdauer auf diese Übungen zu verwenden; es geht

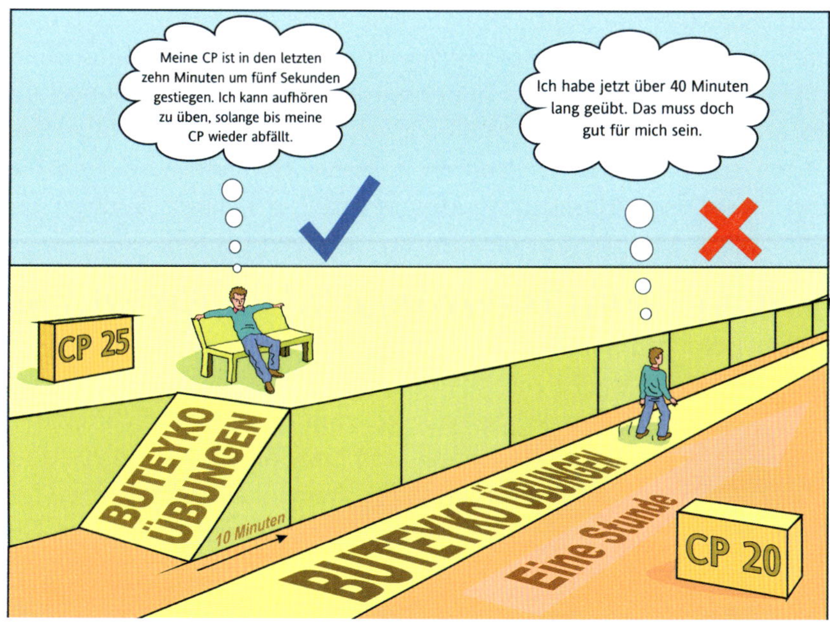

allein darum, sicherzustellen, dass die CP ansteigt, wie viel oder wenig Zeit Sie auch immer dafür benötigen.

Konsultieren Sie Ihren Buteyko-Lehrer

Die Wiederherstellung einer gesunden Atmung ist ein dynamischer Prozess, der nicht „nebenbei" unternommen werden sollte. Wenn es Ihnen möglich ist, die Buteyko-Methode unter der Supervision eines erfahrenen Buteyko-Lehrers zu erlernen, wird dies für Sie sicher eine große Hilfe bei der Umsetzung sein. Dies gilt besonders, wenn Sie unter Asthma ernsteren Schweregrades leiden. Wie ich schon an früherer Stelle erklärte, habe ich dieses Buch geschrieben, um auf die Nachfrage nach zuverlässiger Information mit möglichst klaren Darstellungen zu reagieren. Dennoch gibt es natürlich keine Garantie, dass Sie diese Ausführungen korrekt interpretieren werden und selbst herausfinden, wie Sie sie in Ihrer konkreten Lebenssituation anwenden können. Es ist daher wichtig, Sie an dieser Stelle klar darauf hinzuweisen, dass Sie die Übungen sofort abbrechen sollten, falls Sie dadurch eine Verschlechterung Ihres Gesundheitszustandes feststellen sollten. Suchen Sie in diesem Fall den Rat eines qualifizierten Buteyko-Lehrers.

Die meisten Buteyko-Übungen bauen auf der Fähigkeit auf, Ihren Atem zu fühlen oder „zu sehen" (oder zumindest eine gewisse Empfindung vom Prozess des Atmens zu haben). Ein Buteyko-Lehrer wird Ihnen beibringen, wie Sie das bewerkstelligen können. Er wird Ihnen auch helfen, die Tiefe Ihrer Atmung auf leichtere und bequemere Weise zu reduzieren, an jedem Ort und in jeder Situation. Wenn Sie weder „sehen" noch fühlen können, wie Sie atmen, werden Sie wahrscheinlich den Strom Ihrer Atemluft eher vergrößern, als ihn zu vermindern. Solche Versuche könnten in einem Asthma-Anfall resultieren. Hier kann Ihnen der Buteyko-Lehrer helfen, eine andere, für Sie besser geeignete Atem-übung auszuwählen. Da auch Faktoren wie übermäßiges Essen und übermäßiges Schlafen die Hyperventilation erhöhen und Asthma-Anfälle provozieren, ist es wichtig, auch über Dinge wie Diät, Schlafgewohnheiten oder Kommunikation mit anderen Menschen nachzudenken. Ein ausgebildeter Buteyko-Lehrer kann Ihnen mehr darüber erzählen, wie Sie tiefes Atmen in jeder Situation verhindern können.

Wenn Sie Ihr CO_2 zurück auf ein normales Niveau bringen, dann wird sich im Zuge dessen auch Ihr Stoffwechsel auf natürliche Weise normalisieren; auch Ihre alltäglichen Bedürfnisse werden dadurch normaler und natürlicher werden. Infolgedessen werden Sie den Rat von außen nicht länger benötigen.

Wie Sie abschätzen können, ob Sie die Atemübungen korrekt ausführen

- Sie führen die Buteyko-Atemübungen korrekt aus, wenn es Ihnen möglich ist, die Symptome Ihrer Krankheit zu überwinden.
- Wenn Ihre CP ansteigt, dann führen Sie die Buteyko-Atemübungen korrekt aus.
- Wenn Sie die Tiefe Ihrer Einatmung reduzieren, sollte sich ein Gefühl des Luftmangels einstellen. Dieses Gefühl ist das wichtigste Zeichen dafür, dass der Luftstrom reduziert wurde. Das Niveau des Luftmangels kann klein oder groß sein. Ein leichtes Gefühl des Luftmangels zu haben, sollte jedoch immer ein angenehmes Gefühl bleiben.

Verschiedene Buteyko-Atemübungen produzieren verschiedene Niveaus von Luftmangel. Das Ausmaß hängt davon ab, welche Übung Sie ausführen.

Bei Übungen während muskulärer Aktivität können Sie jedes Niveau von Luftmangel entwickeln. Wenn Sie die Übungen ohne Muskelaktivität betreiben, sollten Sie nur ein Gefühl sehr milden Luftmangels entwickeln, und dies sollte im angenehmen Bereich bleiben.

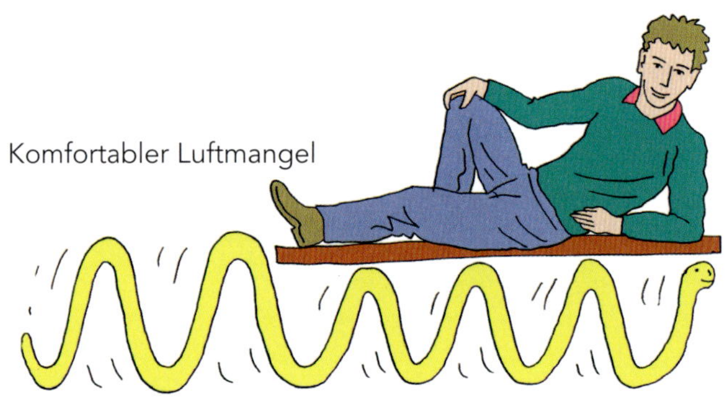

Auswahl der Übungen

Alle Buteyko-Atemübungen, die im Folgenden beschrieben werden, sind dafür gemacht, die Tiefe der Atmung zu reduzieren. Dabei gibt es zwischen den einzelnen Übungen verschiedene Variationen, um sie an verschiedene Situationen des täglichen Lebens anzupassen. Die Auswahl der für Sie richtigen Übung liegt bei Ihnen selbst, abhängig von Ihren individuellen Lebensumständen und was Ihnen am meisten zusagt. Die für Sie beste Übung ist diejenige, die es Ihnen erlaubt, Ihre CP permanent anzuheben.

Es gibt jedoch einen wichtigen Unterschied zwischen den drei Ansätzen unter Übung 1 und den anderen Buteyko-Übungen. Übung 1 zielt auf eine anhaltende Reduktion des Atmens durch Entspannung ab. Die anderen Übungen setzen Willenskraft ein, um auf die Atemmuskeln einzuwirken. Der Einsatz bewusster Kontrolle lässt das CO_2 über relativ kurze Zeitspannen ansteigen, resultiert aber nicht in derselben anhaltenden Reduktion des Luftstroms und einem veränderten Atemmuster, wie es durch Übung 1 möglich ist. Daher ist es notwendig, die anderen Übungen, welche einen Mangel an Luft kultivieren, oft zu wiederholen - bis die CP sich auf einem höheren Niveau stabilisiert hat.

Während eine Reduktion des Luftstroms mittels Entspannung eigentlich den idealen Ansatz darstellt, haben einige Menschen mit niedriger CP dennoch oftmals Probleme damit, ihr Atmen überhaupt zu spüren. Sie finden es schwierig, ein ausreichendes Maß an mentaler und körperlicher Entspannung zu erreichen, das notwendig ist, um eine signifikante Reduktion der Atemluft einzuleiten. In solchen Fällen sollte man eine der anderen Übungen auswählen, solange bis die CP auf mindestes 20 Sekunden gestiegen ist. Wenn sich die CP erst einmal verbessert hat, wird man es auch leichter finden, die verschiedenen Varianten der Übung 1 zu praktizieren.

Es ist außerdem nicht ungewöhnlich, dass einige Menschen das umgekehrte Problem erleben – nämlich Schwierigkeiten bei der Ausübung von bewusster Kontrolle auf das Atmen. Wenn dabei zu viel Anstrengung geleistet wird, kann dies zu Problemen führen: Die Übung kann unangenehm werden und in einem Ansteigen des Atemstroms resultieren, ausgelöst durch Spannung und Ängstlichkeit. In solchen Fällen ist es wichtig, nach Wegen zu suchen, um Körper und Geist zu entspannen, besonders aber die Atemmuskeln. Ein erfahrener Lehrer wird Ihnen helfen können, denjenigen Ansatz auszuwählen, der für Sie am besten geeignet ist.

Alle Buteyko-Übungen sollten solange sorgfältig ausgeführt werden, bis die morgendliche CP dauerhaft auf über 40 Sekunden gestiegen ist.

Übung 1

Die Atemtiefe durch Entspannung der beteiligten Muskeln reduzieren

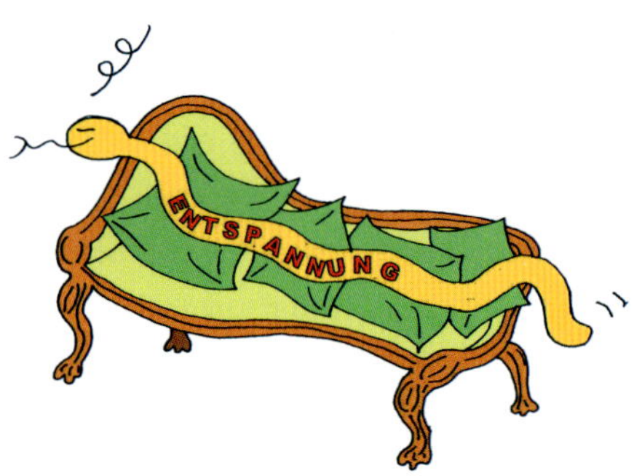

Das wichtigste Ziel der Übung 1 ist es, die Tiefe der Atmung zu reduzieren, und zwar als Resultat einer Entspannung der Atmungsmuskeln. Dies ist für die Buteyko-Methode so fundamental, dass wir gleich drei verschiedene Varianten dafür aufzeigen werden.

Alle diese Ansätze haben dasselbe Ziel, nämlich das Atmen mittels Entspannung zu reduzieren. Alle setzen einen ausgeglichenen mentalen Zustand voraus, in dem es möglich ist, sich auf den Atmungsprozess zu konzentrieren und dadurch einen profunden körperlichen Entspannungszustand zu erreichen und dadurch auch die Reduktion des Atemstroms. Die erste Variante entwickelt eine Art ausgeprägter Bewusstheit über das Atmen. Die zweite Variante schlägt vor, sich vorzustellen, wie der Atem sich verlangsamt, ohne dass man sich dafür anstrengen muss. Die dritte Variante ist der zweiten ähnlich, aber betont die Visualisierung des Atemmusters. Diese Bandbeite der Ansätze existiert, damit Sie für sich selbst den am besten passenden auswählen können.

Diese Übungen sind übrigens nicht so leicht, wie sie scheinen, denn es ist eine recht große Aufmerksamkeit und Sensibilität für den Atemprozess erforderlich.

Variante 1: Bewusstheit über den Atemprozess

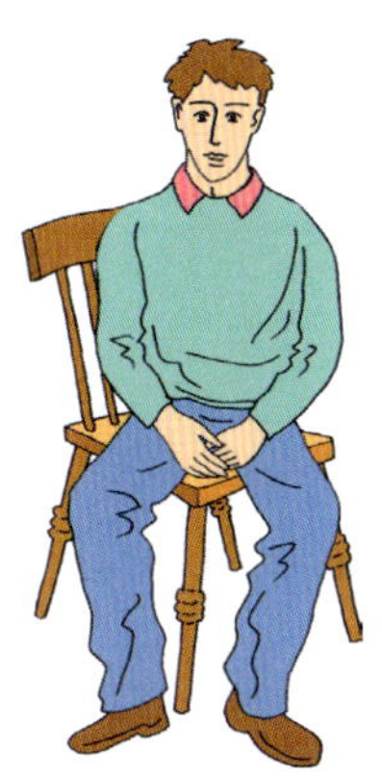

Hier besteht das Ziel darin, möglichst umfassende Bewusstheit über Ihre Atmung zu entwickeln und dabei die korrespondierenden Muskeln zu entspannen. Es ist empfehlenswert, dabei die korrekte Position für diese Übung einzunehmen: eine bequeme Sitzposition mit geradem Rücken.

Versuchen Sie, den Prozess der Atmung zu sehen und zu fühlen. Werden Sie sich klar darüber, was genau Sie während der Ein- und Ausatmung sehen und fühlen.

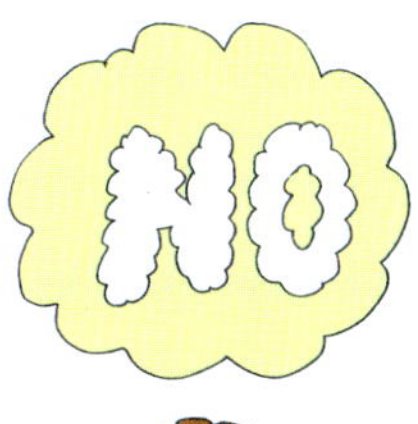

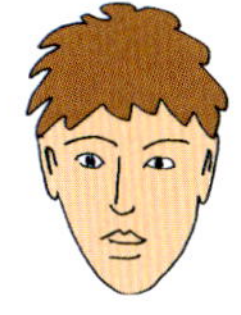

Können Sie Ihre Atmung spüren?

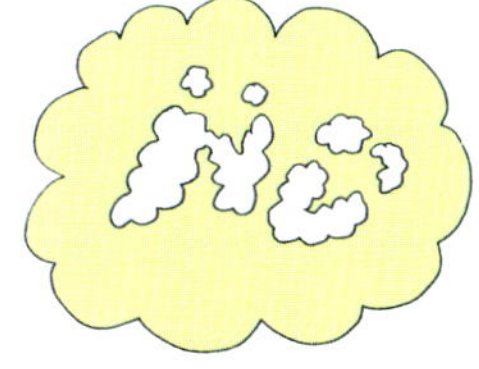

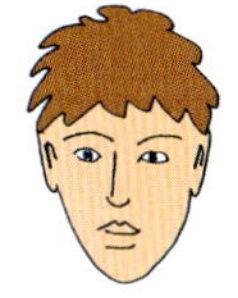

Nein? Nehmen Sie sich Zeit.

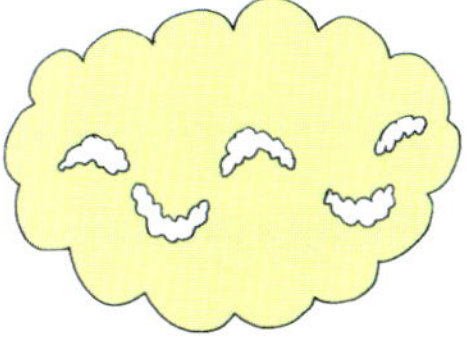

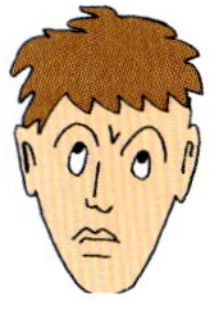

Konzentrieren Sie sich auf das Gefühl Ihres Atems, wie er in Ihre Lungen hinein- und herausströmt.

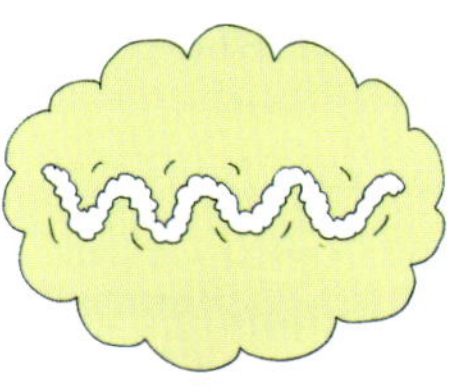
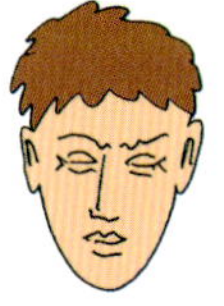

Das ist es! Lassen Sie sich auf das Muster Ihrer Atmung ein.

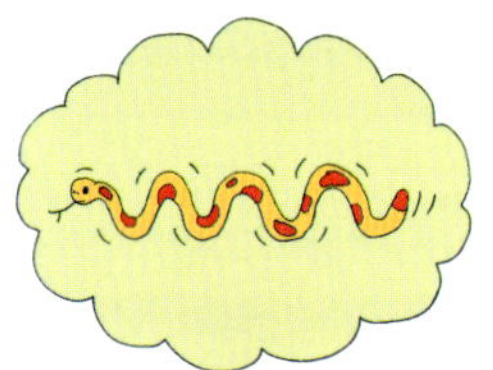
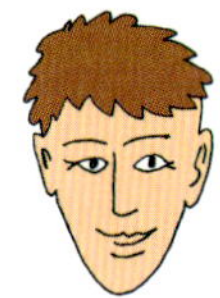

Werden Sie sich sehr bewusst über Ihre Atmung.

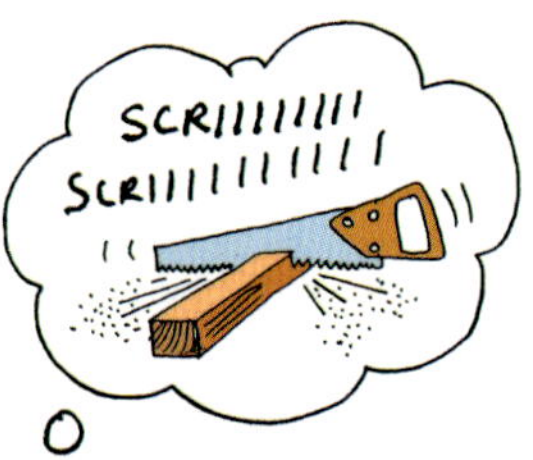

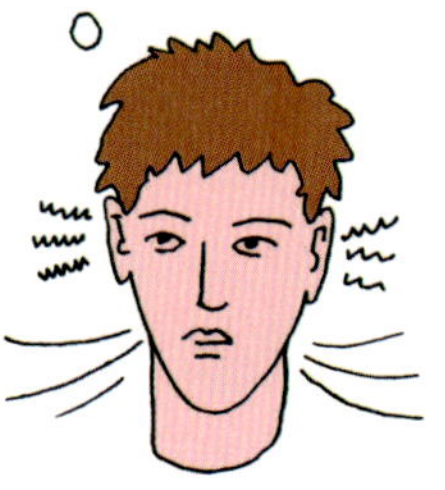

Hören Sie Ihren Atem.

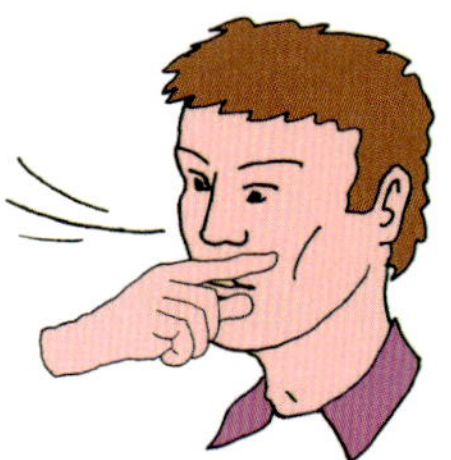

Legen Sie einen Zeigefinger unter Ihre Nase und fühlen Sie die Bewegung der Luft in Ihren Körper hinein und aus ihm heraus.

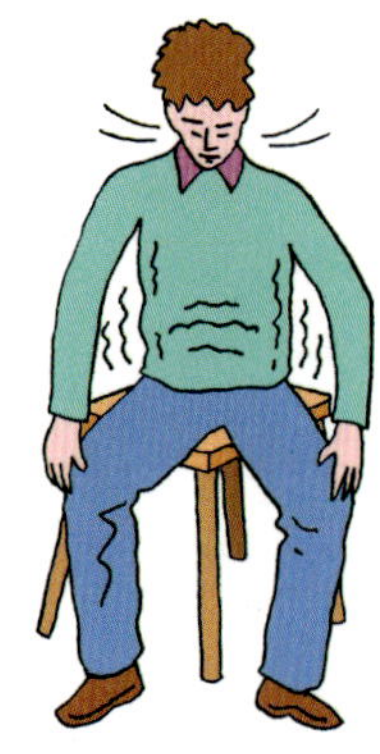

Beobachten Sie das Heben und Senken Ihrer Brust und Ihres Zwerchfells.

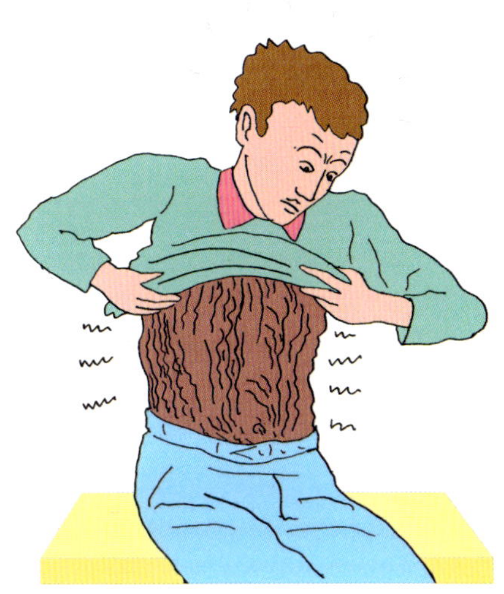

Verspannte Muskeln

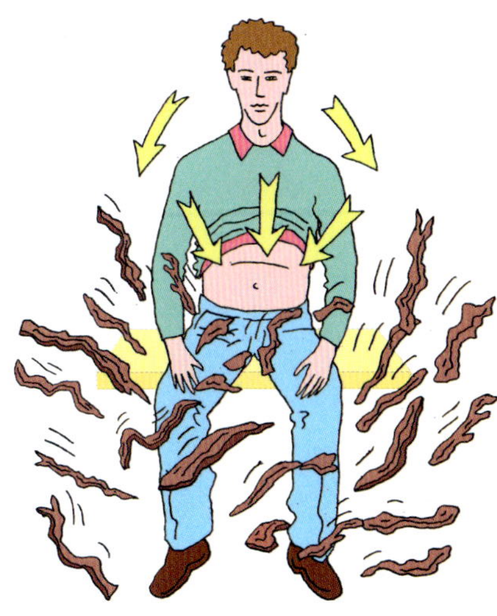

Entspannen!

Konzentrieren Sie sich darauf, Ihren Körper zu entspannen, vom Kopf abwärts. Achten Sie besonders auf die Entspannung aller Muskeln, die an der Atmung beteiligt sind.

Versuchen Sie die Atemtiefe zu verringern, indem Sie die Muskeln um das Zwerchfell herum entspannen (also den Bereich Ihres Bauchs zwischen Nabel und Brustbein).

Behalten Sie eine aufrechte Haltung bei, ziehen Sie den Bauch ein wenig ein, und fühlen und sehen Sie, wie Ihr Rippenbogen dabei ein wenig höher steigt. Entspannen Sie dann den oberen Teil der Bauchmuskeln, und lassen Sie Ihren Bauch ein wenig herauskommen.

Diese Übung wird Ihnen helfen, Ihre Bewusstheit zu steigern, mit der Sie den Strom der Luft „sehen" und fühlen können, wie er in jedem Moment durch Ihre Lungen fließt.

Nachdem Sie sich eine Weile (10 bis 40 Minuten) wirklich auf Entspannung und auf das Spüren Ihres Atems konzentriert haben, wird sich die Tiefe Ihrer Atmung auf ganz natürliche Weise vermindern, bis sie ein neues, signifikant tieferes Niveau erreicht.

An diesem Punkt sollte Ihre CP um zehn bis 20 Prozent anwachsen. Die Zeit, die benötigt wird, um den Atemfluss zu reduzieren, hängt einerseits von den individuellen Umständen ab und andererseits vom Grad der Entspannung. Bei dieser Übung ist keine Anstrengung nötig, und Sie sollten daher Ihre Atmung nicht bewusst verändern, denn es ist viel zu schwierig, solche Anstrengungen über einen längeren Zeitraum hindurch aufrecht zu erhalten. Bitte denken Sie daran, dass der Zweck darin besteht, den Atem durch *Entspannung* zu reduzieren.

Versuchen Sie, sich diese Art des Atmens jederzeit und in allen Situationen anzugewöhnen. Seien Sie sich über Ihr Atmen immer bewusst, und bemühen Sie sich stets um Entspannung.

Für eine bestimmte Zeit lang wird es empfehlenswert sein, sich für diese Übung täglich ein paar Mal ungestört an einen ruhigen Ort hinzusetzen und zu üben – solange bis Sie diese Atmung verinnerlicht haben.

Variante 2: Außergewöhnliches Wohlbefinden

Nehmen Sie die korrekte Haltung ein, indem Sie wieder aufrecht sitzen, mit geradem Rücken und entspannten Schultern. In dieser Haltung ziehen Sie Ihren Bauch auf natürliche Weise ein, ohne jede Anstrengung und ohne Anspannung in den Bauchmuskeln. Außerdem wird sich dadurch automatisch die Tiefe Ihrer Atmung reduzieren. Auf dieser Stufe sollten sie sich nicht in Ihren Atmungsprozess einmischen, auch wenn Sie unwillkürlich den Wunsch verspüren, „noch ein wenig nachzuhelfen". Achten Sie daher darauf, keinen allzu starken Luftmangel zu erzeugen.

1. Versuchen Sie jetzt einfach nur Ihren Atem zu spüren. Was genau fühlen Sie? Fühlen Sie die Bewegung der Luft in Ihrer Nase? Können Sie Ihren Atem hören? Fühlen Sie, wie sich Ihr Bauch und der Brustkorb bewegen, während Sie atmen?

2. Versuchen Sie dann, die Bewegung des Luftstroms ein wenig zu reduzieren, ohne sich dabei anzustrengen – deuten Sie eine Reduzierung des Luftstroms gleichsam nur an. Ihr Luftstrom sollte ein wenig geringer werden, aber Sie sollten sich noch immer wohl fühlen. Fühlen Sie sich dabei wohl, sind Sie ruhig und vollkommen entspannt?

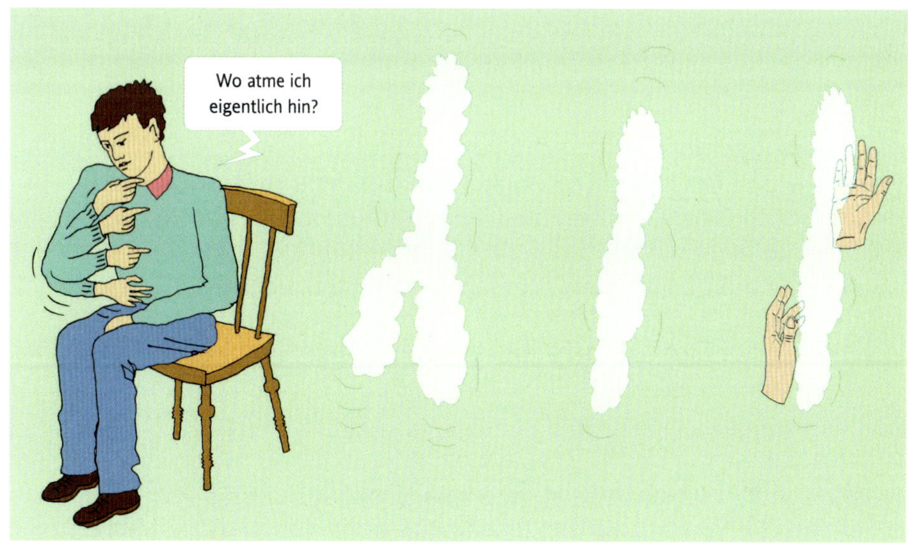

3. Versuchen Sie dieses wohlige Gefühl eines leicht reduzierten Luftstroms für fünf, zehn, zwanzig Sekunden oder länger aufrecht zu erhalten. Falls Sie bemerken, dass Sie sich nach einiger Zeit ein wenig angespannt fühlen, haben Sie den angestrebten Zustand wieder

verloren, und Sie atmen womöglich mehr anstatt weniger. Investieren Sie lieber in Entspannung, als sich zu stark auf die Reduktion Ihrer Atmung zu konzentrieren. Bei dieser Übung ist es ein Fehler, zu versuchen, die Atmung mit Willenskraft zu reduzieren. Wenn dies geschieht, sollten Sie die Übung unterbrechen, sich für ein oder zwei Minuten ablenken und neu beginnen.

Anfänglich werden Sie diese Übung nicht länger als fünf bis zehn Sekunden ausführen können. Später wird es Ihnen möglich sein, sie den ganzen Tag über zu machen. Die Atmung zu reduzieren, sollte für Sie immer leicht und angenehm sein. Vielleicht hilft Ihnen ein Ausspruch von Lao Tzu (500 v. Chr.) dabei: „Der perfekte Mensch atmet so, als ob er nicht atmen würde."

Variante 3: Die Reduktion des Luftstroms nur andeuten

In dieser Variante gilt es, das Ausmaß der Atmung zu verkleinern, indem Sie sich nur auf das Muster Ihrer Atmung konzentrieren.

1. Nehmen Sie eine korrekte Haltung ein, indem Sie bequem sitzen, mit aufrechtem Rücken.

2. Versuchen Sie, Ihre Atmung zu „sehen", zu hören und zu spüren. Was fühlen Sie? Fühlen Sie die Bewegung der Luft durch die Nase? Fühlen Sie die Bewegung des Brustkorbs oder des Bauchs, während Sie Ihren Atem spüren?

3. Gleichzeitig ist es wichtig, dass Sie das Muster Ihrer Atmung visualisieren:

- Wie hoch ist Ihre Atemfrequenz?
- Wie lange dauert jede Ein- und Ausatmung?
- Ist Ihr Atem gleichmäßig und ruhig oder ist er unregelmäßig?

Sie brauchen keine mentale Arithmetik zu betreiben, um die Frequenz des Atmens zu berechnen; Sie müssen auch nicht die Dauer des Ein- oder Ausatmens in Sekunden messen. Allerdings sollten Sie ein Gefühl für das Muster Ihrer Atmung entwickeln, denn wenn Sie beginnen, den Luftstrom zu reduzieren, müssen Sie Ihr neues Atemmuster mit dem vergleichen können, das Sie vor der Übung hatten.

Das Volumen der Atmung herabsetzen, ohne eine dramatische Veränderung im Atemmuster

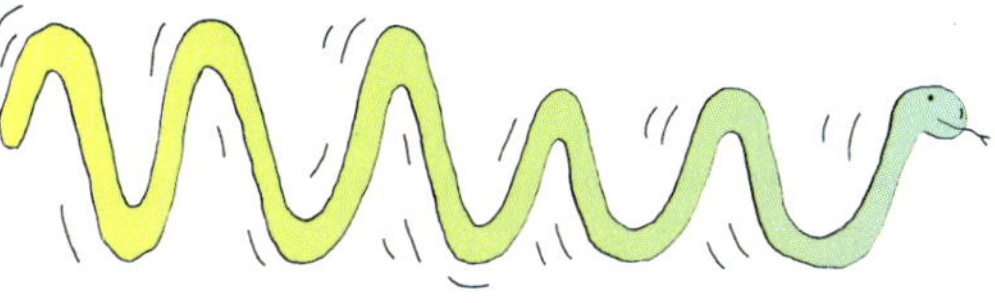

Atemmuster vor der Übung — *Atemmuster während der Übung*

Übermäßige Abnahme im Atemvolumen, resultierend in einer dramatischen Veränderung des Atemmusters. Dies sollte vermieden werden.

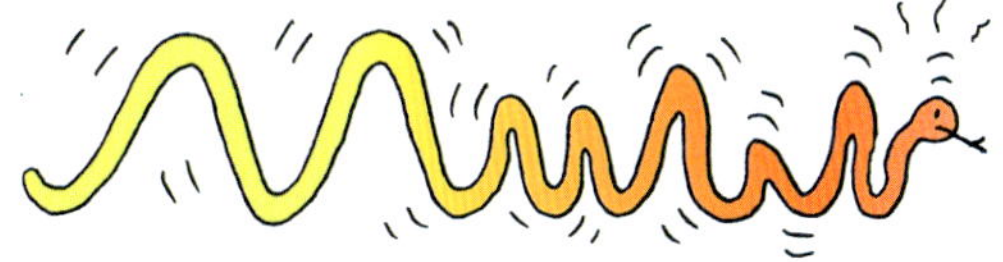

Atmung vorher — *Modifikation in der Atemfrequenz*

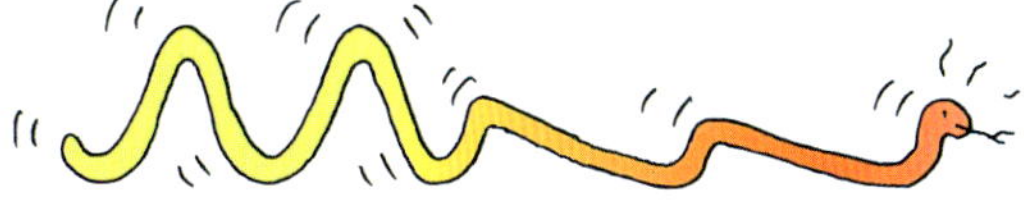

Atmung vorher — *Modifikation in der Dauer der Ein- bzw. Ausatemphase*

Versuchen Sie, die Tiefe der Atmung zu reduzieren, indem Sie die Reduktion nur andeuten. Sie sollten dieses Gefühl der Reduktion beibehalten können, ohne eine dramatische Veränderung Ihres Atemmusters herbeizuführen. Wenn Sie spüren, dass das Muster Ihrer Atmung sich verändert, dann haben Sie die Tiefe Ihrer Atmung zu stark verändert. Wenn dies passiert, unterbrechen Sie die Übung, lenken Sie sich für ein, zwei Minuten ab, und beginnen Sie dann von neuem. In dieser Übung ist es ein Fehler, Ihre Atmung mit Willenskraft zu reduzieren.

Anmerkungen zu Übung 1: Variante 1, 2 und 3

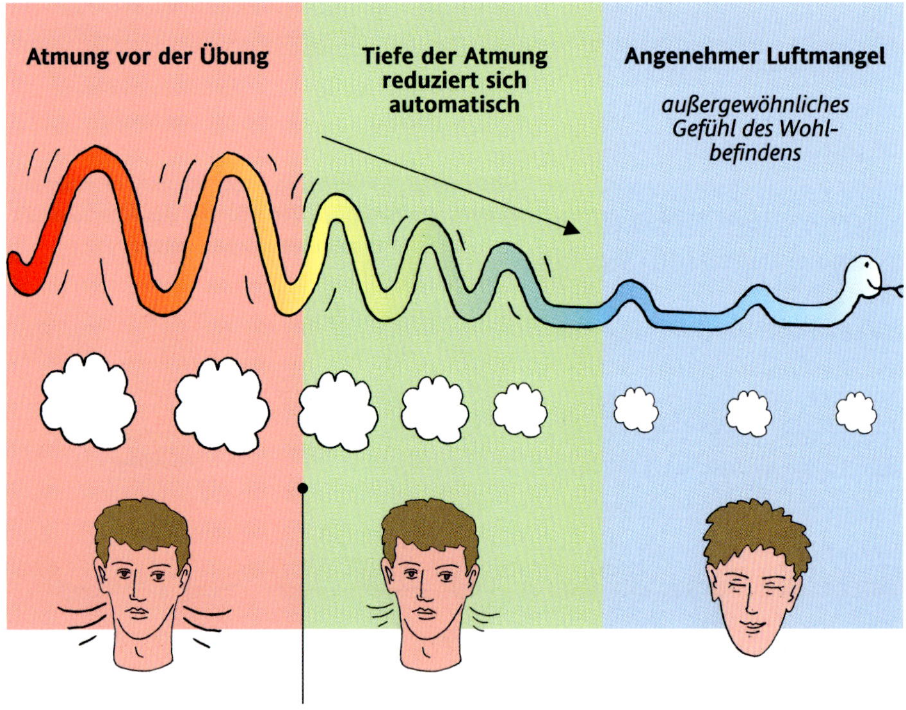

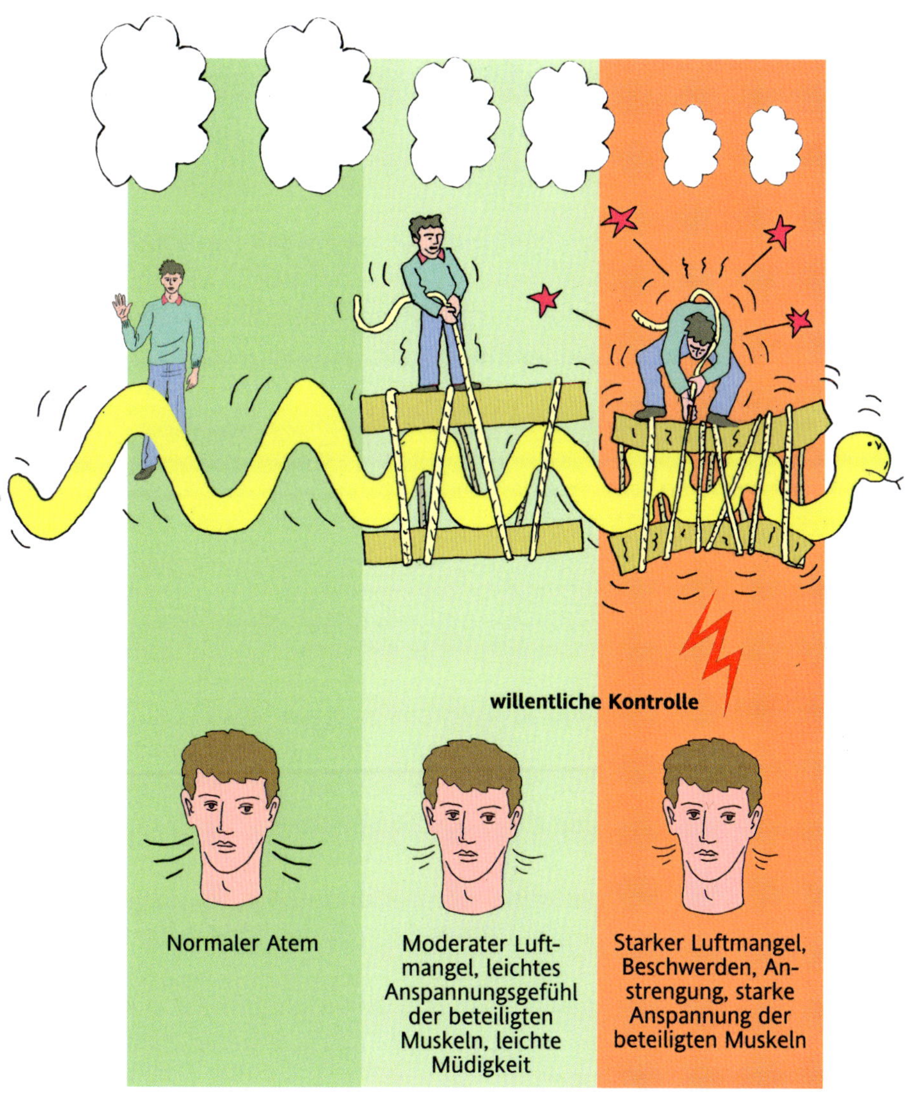
willentliche Kontrolle
Normaler Atem
Moderater Luftmangel, leichtes Anspannungsgefühl der beteiligten Muskeln, leichte Müdigkeit
Starker Luftmangel, Beschwerden, Anstrengung, starke Anspannung der beteiligten Muskeln

Mögliche Fehler bei Übung 1

- Übermäßige, bewusste Einmischung in den Atem-Prozess oder in das Atemmuster; die Reduktion der Atemtiefe in Übung 1 sollte sich auf natürliche Weise automatisch einstellen, als Resultat gesteigerter Entspannung und Bewusstheit.
- Übermäßiger Luftmangel infolge von Ansteigen der Atemfrequenz; sobald sich die Atemtiefe reduziert hat, sollte dies in einem sehr angenehmen Gefühl resultieren, das leicht aufrecht erhalten werden kann.
- Unterschiedliche Länge der Einatmung und der Ausatmung.
- Luftmangel durch Spannungen oder andere Unannehmlichkeiten.

Denken Sie daran, Ihre CP vor und nach jeder Buteyko-Übung zu messen. Und vergessen Sie nicht, mit der Messung nach der Übung ein wenig zu warten, bis sich Ihr Atem wieder auf einem normalen Niveau stabilisiert hat.

Übung 2

Den Atem anhalten

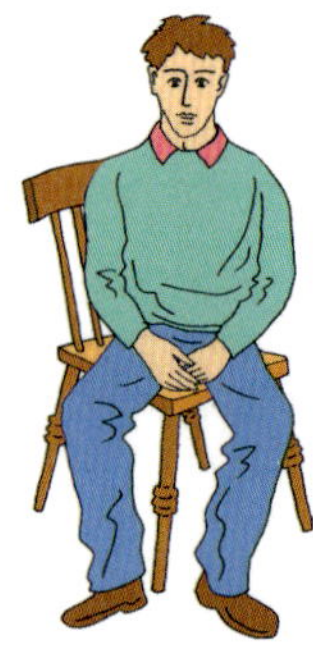

Diese Übung findet im Sitzen statt

Wie schon vorher angesprochen, haben viele Menschen mit niedriger CP oft Schwierigkeiten damit, ihren Atem zu spüren. Sollte dies bei Ihnen der Fall sein, dann sollten Sie vielleicht mit einer der anderen Übungen beginnen, solange bis Ihre CP mindestens auf 20 gestiegen ist.

Wie immer ist es das Ziel der Übungen, das CO_2-Niveau durch einen leichten, aber noch angenehmen Luftmangel anzuheben. In diesem Fall wird das aber durch den Einsatz von Willenskraft angestrebt, mit deren Hilfe man ein Gefühl des „Hungers nach Luft" erzeugt. Es handelt sich dabei um ein komplett anderes und stärkeres Gefühl als in Übung 1, bei der das Atmen durch Entspannung reduziert wird oder indem man eine Reduktion des Luftstroms nur andeutet.

1. Atmen Sie normal aus. Am Ende der Ausatmung blockieren Sie Ihre Nase mit Zeigefinger und Daumen. Versuchen Sie nicht, die Ausatmung zu forcieren, weil sonst Unbehagen einsetzen könnte.

2. Fahren Sie fort, Ihren Atem anzuhalten, bis Sie ein leichtes aber noch angenehmes Gefühl des Luftmangels verspüren.

3. Wenn Sie Ihr Atmen wieder aufnehmen, behalten Sie dieses Gefühl so lange wie möglich bei.

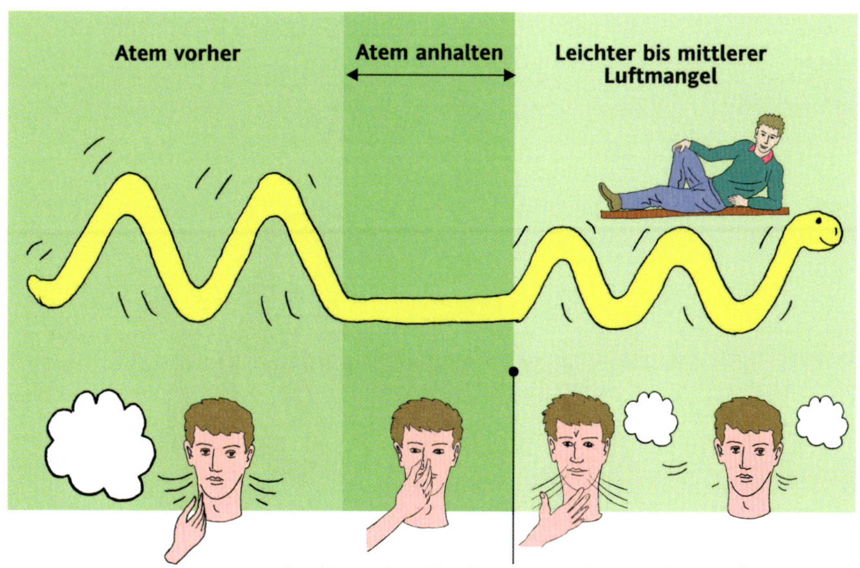

Nachdem Sie wieder begonnen haben zu atmen, sollten Sie ein angenehmes Gefühl des Luftmangels beibehalten, zusammen mit entspannten Atemmuskeln. Wenn Sie zu stark versuchen, einen Luftmangel zu erzeugen, wird dies den Fluss Ihrer Atmung zu stark stören und Sie möglicherweise dazu veranlassen, tiefe Atemzüge zu machen. (Dadurch könnten Sie wiederum in Hyperventilation geraten.)

Insbesondere Anfänger in der Buteyko-Methode sollten sich bei dieser Übung die Nase zuhalten, denn man atmet oftmals zwischen fünf und 30 Prozent Luft ein, bevor man sich dessen überhaupt gewahr wird.

Mögliche Fehler

- Die Luft zu lange anzuhalten, was in übergroßem Luftmangel resultiert;
- das Atemmuster wurde zu stark geändert, als Resultat von übergroßem Luftmangel;
- Anspannung und Unbehagen während der Übung.

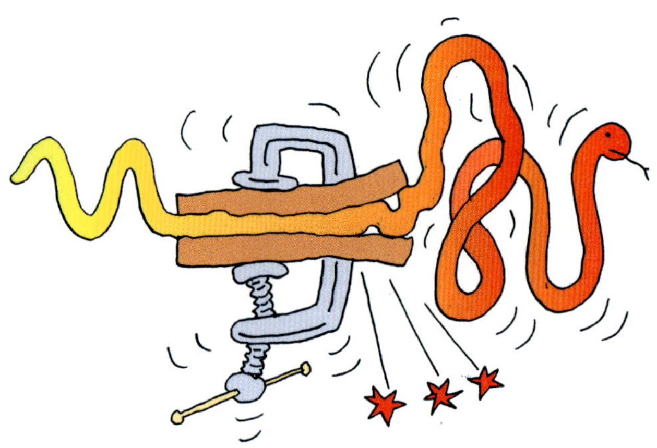

Übung 3

Atemanhalten während körperlicher Betätigung

Bei dieser Übung halten Sie Ihren Atem an, während Sie sich körperlich betätigen, zum Beispiel beim Joggen oder Gehen oder bei anderen Sportarten. Hier ist ein Beispiel:

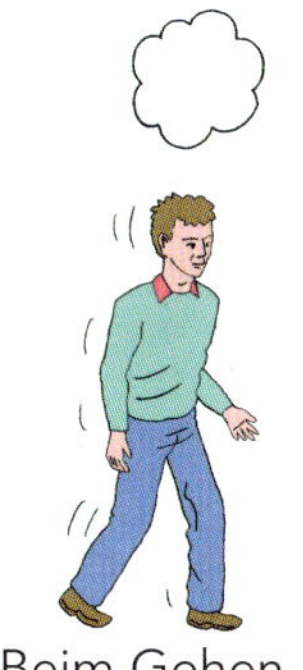

Beim Gehen …

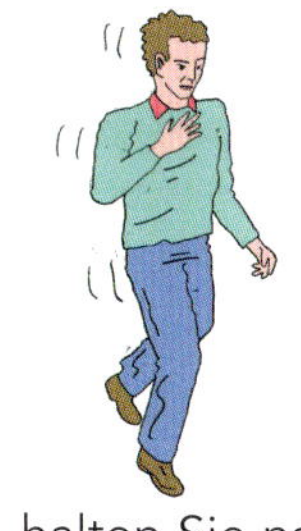

… halten Sie nach einer normalen Ausatmung Ihren Atem an, indem Sie Ihre Nase zuhalten..

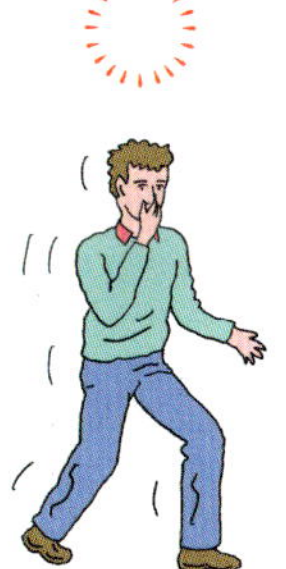

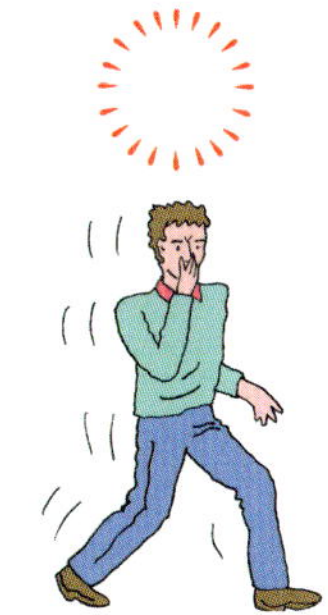

Bleiben Sie in Bewegung, während Sie einen ständig anwachsenden Luftmangel spüren, angefangen von einem leichten Gefühl, über ein mittleres …

Dieses Übungsmuster können Sie bei nahezu allen Arten von körperlichen Übungen einsetzen. Denken Sie daran, nach der Wiederaufnahme des Atmens für kurze Zeit noch ein leichtes bis mittleres Gefühl des Lufthungers beizubehalten und dabei die Atmung mittels Entspannung wieder zu beruhigen.

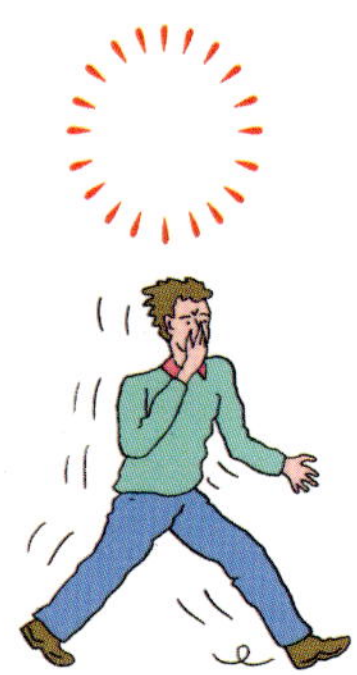

… bis hin zu einem starken Gefühl des Luftmangels. Sie können auch rennen, um den Luftmangel noch zu steigern.

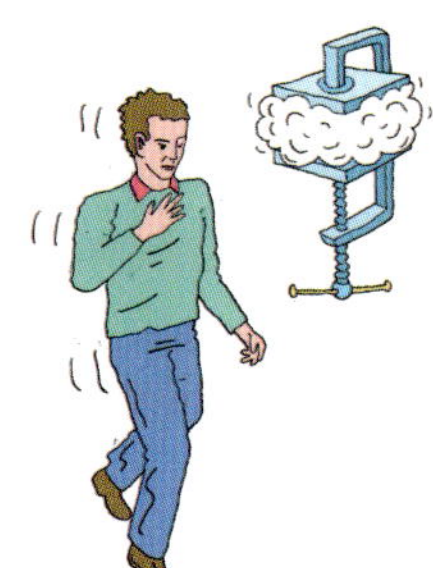

Beginnen Sie wieder zu atmen, bevor der Luftmangel extrem wird. Behalten Sie für eine kleine Weile einen leichten bis mittleren Luftmangel bei.

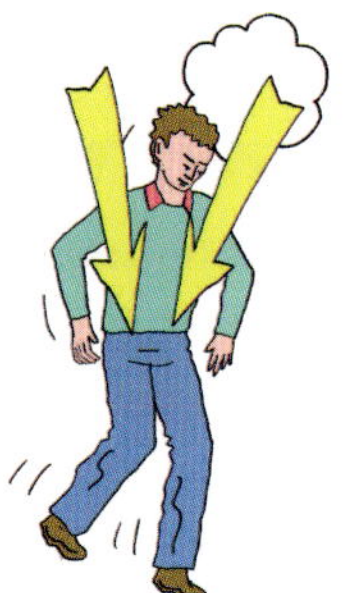

Gehen oder joggen Sie weiter, und lassen Sie Ihre Atmung sich so schnell wie möglich wieder beruhigen, indem Sie alle Atemmuskeln entspannen.

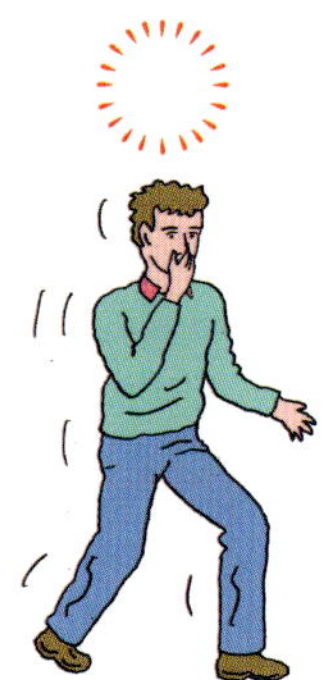

Wenn Sie Ihre Atmung beruhigt haben, können Sie wieder von vorne beginnen.

Mögliche Fehler

- Die Luft zu lange anzuhalten und infolgedessen danach einen tiefen Atemzug zu machen;
- nicht imstande zu sein, den Atem überhaupt anzuhalten, infolge übergroßer körperlicher Aktivität;
- den Luftmangel zu lange beizubehalten, nachdem Sie den Atem angehalten haben.

Übung 4

Kurzes Atemanhalten rund um die Uhr

Diese Übung ist sehr nützlich für Menschen, die nicht die Zeit haben, um sich im Arbeitsalltag den anderen, zeitintensiveren Buteyko-Übungen zu widmen. In diesem Fall kann man sich auch angewöhnen, zu verschiedenen Zeiten des Tages, immer wieder einmal kurz den Atem anzuhalten.

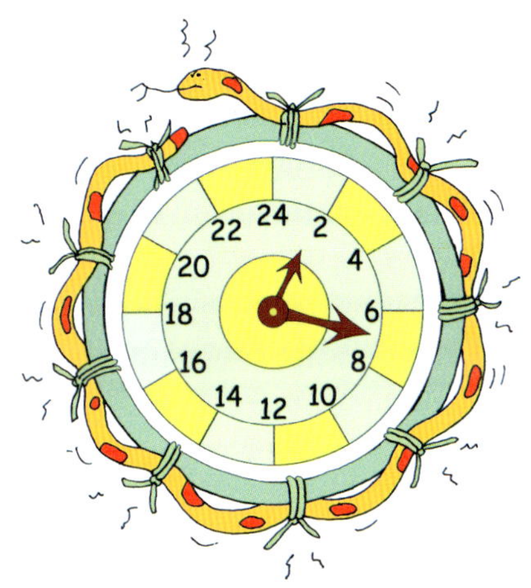

Halten Sie Ihren Atem an, um einen leichten Luftmangel zu erzeugen. Halten Sie den Atem etwa über halbe Länge Ihrer Kontrollpause, aber vermeiden Sie dabei sorgfältig alle Gefühle von Unbehagen.

Atmen Sie dann wieder normal. Dies sollte zwischen 100 und 500 mal am Tag ausgeführt werden.

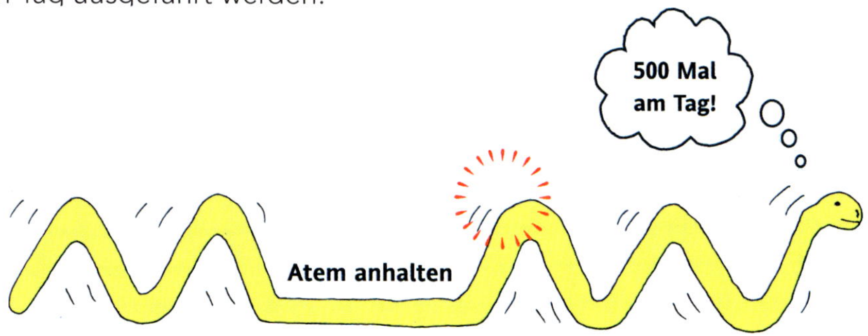

Häufiges Atemanhalten tagsüber

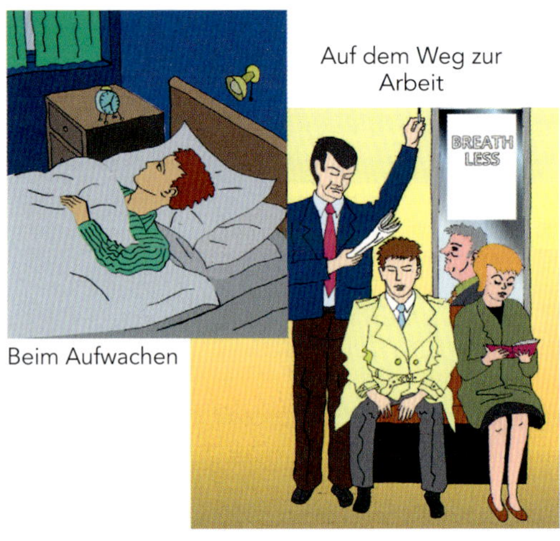

Beim Aufwachen

Auf dem Weg zur Arbeit

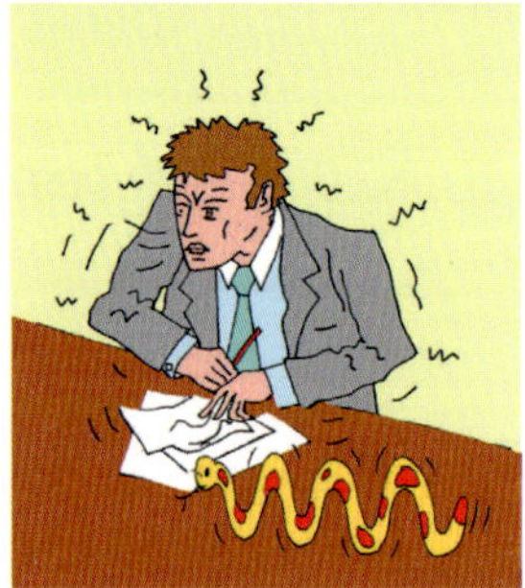

Bei der Arbeit – nützlich zum Abbau von Stress

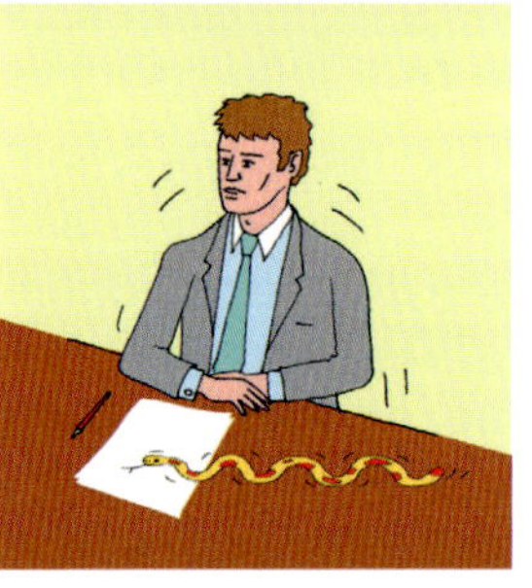

Wenn Sie nach der Arbeit nach Hause kommen

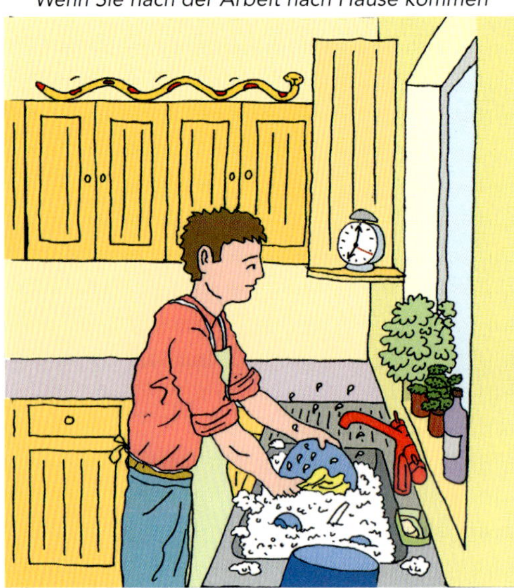

Im Kino

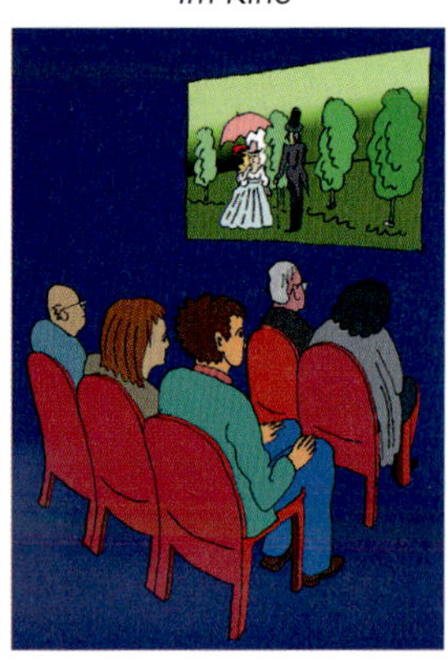

Mögliche Fehler

- Zu großer Luftmangel, gefolgt von einem tiefen Atemzug;
- das Atemmuster wurde zu stark verändert, als Resultat von übergroßem Luftmangel;
- Anspannung und Unbehagen während der Übung.

Grundsätzliches zu den Buteyko-Übungen

- Je größer die Muskelaktivität, desto intensiver können Sie das Gefühl von Luftmangel werden lassen.

- Wenn Sie still sitzen, während Sie die Buteyko-Atemübungen ausführen, sollte das Gefühl des Luftmangels nur sehr leicht sein.

- Wenn Sie sich körperlich stark betätigen, während Sie die Buteyko-Atemübungen ausführen, dann können Sie sich erlauben, einen sehr starken Luftmangel zu spüren.

Beim Gehen, Rennen oder Springen können Sie ein höheres Niveau von Luftmangel tolerieren, weil Ihre Muskelaktivität hoch ist. Die Kombination von starker körperlicher Anstrengung mit einem starken Gefühl von Luftmangel erzeugt ein sehr hohes CO_2-Niveau.

Wenn Sie das Atmen wieder aufnehmen, nachdem Sie während einer starken körperlichen Anstrengung den Atem angehalten haben, ist es notwendig, sich weiter zu bewegen, bis sich Ihre Atmung wieder normalisiert hat.

Diese Atemübung sollten Sie während körperlicher Betätigung wiederholt ausführen. Der Hauptvorteil des Luftanhaltens während muskulärer

Aktivität liegt darin, dass die Niveaus von CO_2 in weitaus höherem Maß ansteigen, als wenn Sie den Atem im Sitzen anhalten.

Bitte bedenken Sie: Diese Übung trainiert uns nicht, korrekt zu atmen. Sie erhöht aber schnell das CO_2-Level, um Symptome abzuschwächen; der Effekt ist jedoch nur vorübergehend. Eine Weile später wird Ihre CP wieder auf den Wert abfallen, auf dem sie vorher war. Wenn man diese Übung häufig und wiederholt anwendet, scheint die CP zwar länger zu werden, aber das CO_2 wird dennoch nicht dauerhaft angehoben, solange die CP unter einem Wert von 40 bleibt. Sobald dieses Niveau erreicht wird, kann eine körperliche Veränderung stattfinden, die für eine dauerhafte Rückbildung des tiefen Atmens sorgt. Sie sollten daher immer wieder mit dieser Übung arbeiten, bis dieser Punkt erreicht ist.

Vorsicht: Solange Ihre CP zwischen fünf und 15 liegt, sollten Sie diese Übung nur mit extremer Vorsicht durchführen. Da unser Atem bei solch niedrigen CPs sehr unstabil ist, kann nach einem Anhalten des Atems schon durch einen einzigen, tiefen Atemzug ein Asthma-Anfall ausgelöst werden. Falls es Ihnen dennoch sinnvoll scheint, mit dieser Übung zu arbeiten, sollten Sie sie in jedem Fall ohne Hast, mit langsamen Bewegungen und immer mit großer Aufmerksamkeit ausführen. Um einen Asthma-Anfall zu vermeiden, ist es wichtig, nach Beendigung der Übung keine zu großen Atemzüge zu machen.

Notfall-Übungen im ersten Stadium eines Asthma-Anfalls

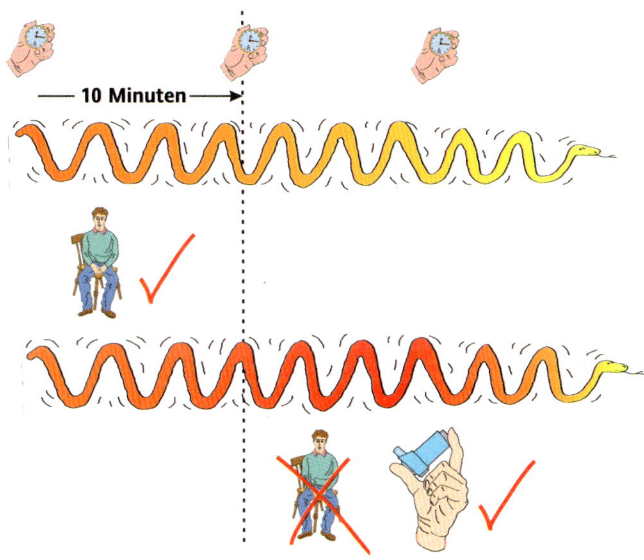

Diese Übungen sollten im ersten Stadium eines drohenden Asthma-Anfalls ausgeführt werden.
Falls ein Anfall bereits länger als zehn Minuten gedauert hat, ist es gefährlich und bei weitem schwieriger, ihn mit Übungen zu kontrollieren. Es ist in diesem Fall notwendig, sofort Medikamente einzunehmen.

Notfall-Übung 1: Häufiges, kurzes Atemanhalten

Halten sie viele Male für kurze Zeit den Atem an – immer nur ein oder zwei Sekunden lang. Lassen Sie dazwischen immer etwa eine Minute vergehen, um sich wieder zu entspannen und Ihre Atmung wieder zu beruhigen.

Anhalten der Atmung für jeweils eine oder zwei Sekunden

Den Atem sich danach wieder beruhigen lassen

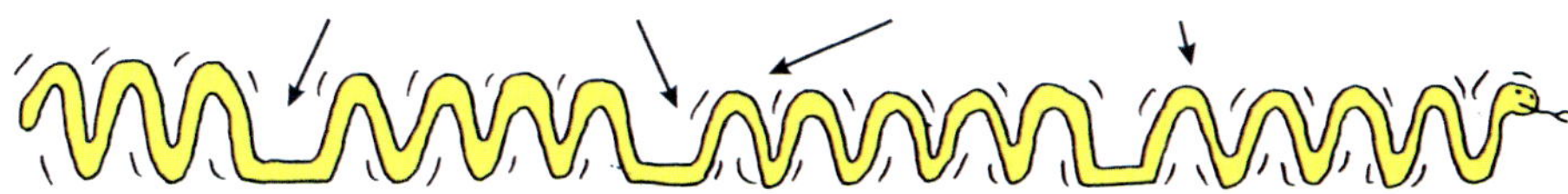

Mögliche Probleme

Was Sie sich dabei unbedingt merken sollten: Wenn Sie zu lange den Atem anhalten, wird der nachfolgende Atemzug zu tief werden, und dies kann den Schweregrad des Anfalls verstärken.

Den Atem zu oft angehalten: Es ist notwendig, den Atem sich immer wieder beruhigen zu lassen, nachdem Sie ihn angehalten haben.

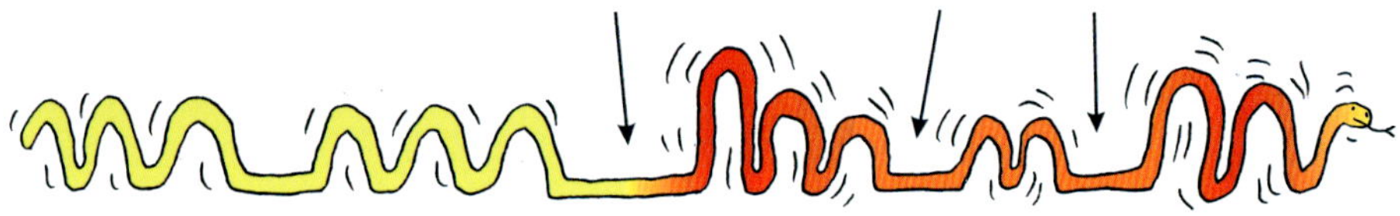

Notfall-Übung 2: Entspannung statt forcierter Ausatmung

Eine der Eigenschaften eines Asthma-Anfalls besteht in der Schwierigkeit des Ausatmens. Um das Ausatmen zu erleichtern, besonders im frühen Stadium eines Anfalls, sollten Sie das Folgende tun:

1. Atmen Sie ein, und halten Sie den Atem für eine halbe Sekunde. (Es ist nicht notwendig, den Atem länger anzuhalten.)

2. Entspannen Sie die Muskeln im oberen Teil des Bauchs (oberhalb des Nabels), sodass

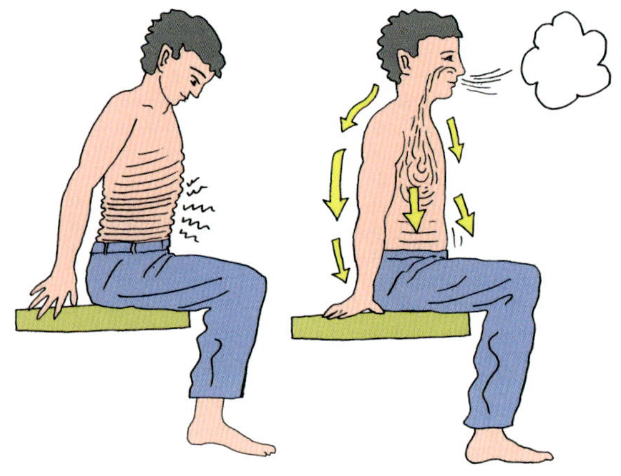

Sie auf natürliche Weise ausatmen. Forcieren Sie das Ausatmen aber nicht, und atmen Sie auch nicht mechanisch aus. Lassen Sie Ihre entspannten Muskeln die Hauptrolle im Ausatmungsprozess spielen.

Mögliche Fehler

- Wenn der Luftmangel zu groß ist, werden sich die Atemmuskeln nicht entspannen.

Notfall-Übung 3: Entspannung während der Ausatmung

Stellen Sie sich vor, wie sich Ihre Atemmuskeln entspannen, während Sie ausatmen – beginnend im oberen Teil des Rückens und dann weiter nach unten. Sie können feststellen, ob sich Ihre Atemmuskulatur und besonders das Zwerchfell vollständig entspannen, indem Sie darauf achten, ob am Ende der Ausatmung eine natürliche Pause von etwa einer halben Sekunde entsteht.

Mögliche Fehler

- Versuchen Sie am Ende der Ausatmung nicht künstlich den Atem anzuhalten. Die Pause am Ende des Ausatmungsvorgangs muss sich als Resultat einer Entspannung der Atemmuskeln entwickeln – besonders aus der Entspannung des Zwerchfells heraus, welches dabei den wichtigsten Muskel darstellt.

Mehr Übung – größerer Fortschritt

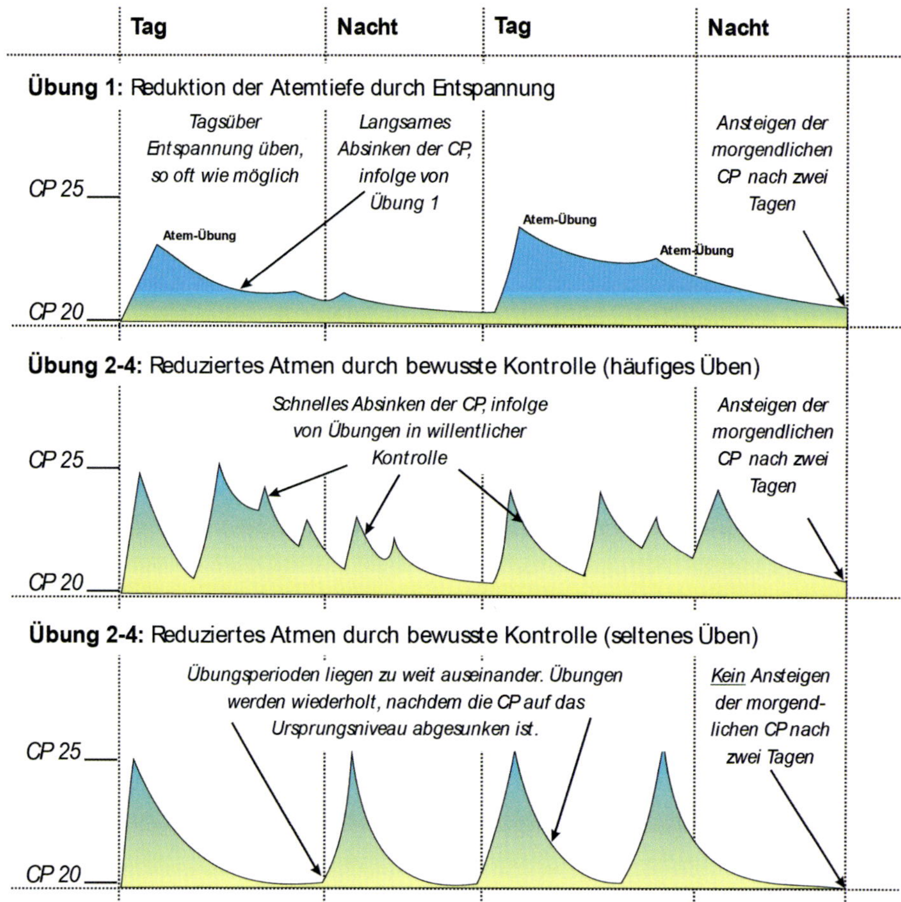

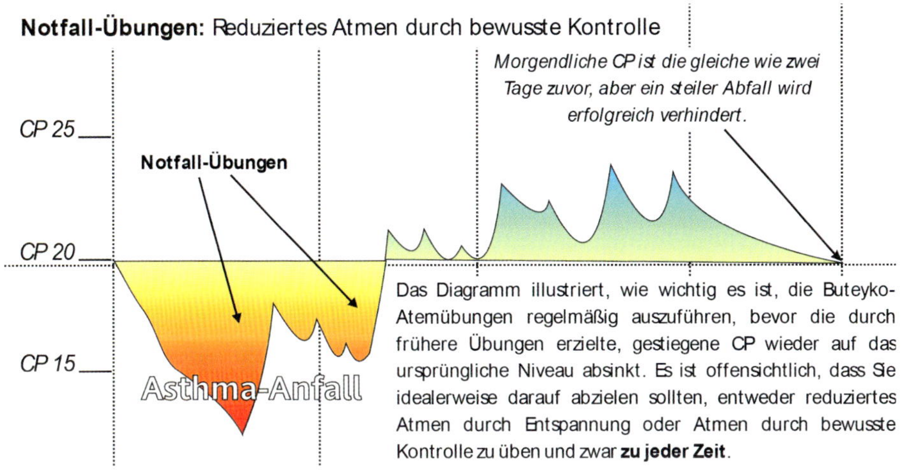

Entgiftungsreaktionen

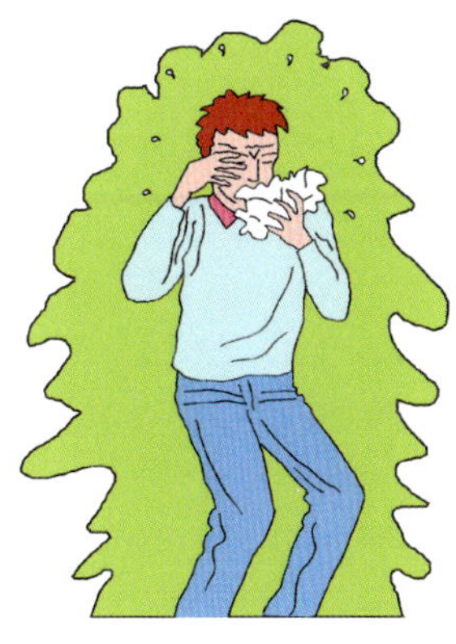

Die Wiederherstellung einer gesunden Atmung kann zu sogenannten „Entgiftungsreaktionen" führen. Diese können von Person zu Person sehr unterschiedlich ausfallen, sowohl in der Art der Reaktion, als auch im Schweregrad und der Dauer. Allgemein gesagt: Je schneller Ihr Fortschritt und je intensiver Ihre Bemühungen, desto wahrscheinlicher ist das Auftreten solcher Erscheinungen. Etwa 70 Prozent aller Leute, die Buteyko praktizieren, erleben die eine oder andere Art solcher Entgiftungssymptome.

Die Reaktionen dabei sind üblicherweise nur von kurzer Dauer; typisch sind zwei bis drei Tage, aber auch eine längere Dauer ist nicht ungewöhnlich. Zum Beispiel kann eine starke Absonderung von Schleim durch die Nase sich über mehrere Monate hinziehen. Sobald die CP um 10 Sekunden oder mehr anwächst, führt dies in der Regel zu der einen oder anderen Entgiftungsreaktion. Manche Menschen berichten dabei über das Auftreten einer „merkwürdigen Art von Erkältung", sobald ihre CP über 20 steigt.

Typische Reaktionen:

- Wiederaufflammen der ursprünglichen Krankheitssymptome, in umgekehrter Reihenfolge der ursprünglichen Entstehung
- Erkältungs-Symptome
- Schleimauswurf, manchmal mit Blut durchsetzt
- Empfindung merkwürdiger Farben oder schlichtes Unwohlsein
- Kopfschmerzen
- Schmerzen in Muskeln und Gelenken
- veränderter Schweiß; veränderte Farbe des Urins (dunkler)
- tränende Augen
- Gähnen
- flaues Gefühl im Magen

Patienten interpretieren oftmals diese Reaktionen als Zeichen dafür, dass ihre zugrunde liegenden Beschwerden sich verschlechtern, anstatt sich zu bessern. Ein erfahrener Lehrer kann dabei helfen, den Patienten durch solche Phasen hindurchzuleiten und dabei Ermutigung und Ratschläge geben, wie man mit diesen Erlebnissen umgehen kann, ohne die Buteyko-Methode gleich ganz aufzugeben. Beachten Sie bitte, dass die obige Liste von Symptomen nicht notwendigerweise komplett sein muss. Reaktionen können sich auch anders manifestieren.

Tipps für den Alltag

Wie man Hyperventilation im Schlaf vermeidet

Asthmatiker atmen oftmals beim Schlafen besonders tief. Daher sollten Sie versuchen herauszufinden, ob dies auch bei Ihnen der Fall ist. Wenn ja, sollten Sie diese Gewohnheit nach Möglichkeit verändern.

Messen Sie die CP *bevor Sie einschlafen*. Messen Sie dann die CP wieder *nach dem Aufwachen* (die morgendliche CP). In einer normalen Situation muss Ihre Kontrollpause am Morgen (die ja die einzige wirklich korrekte und zuverlässige Messung Ihrer CP darstellt) größer sein als in der Nacht zuvor.

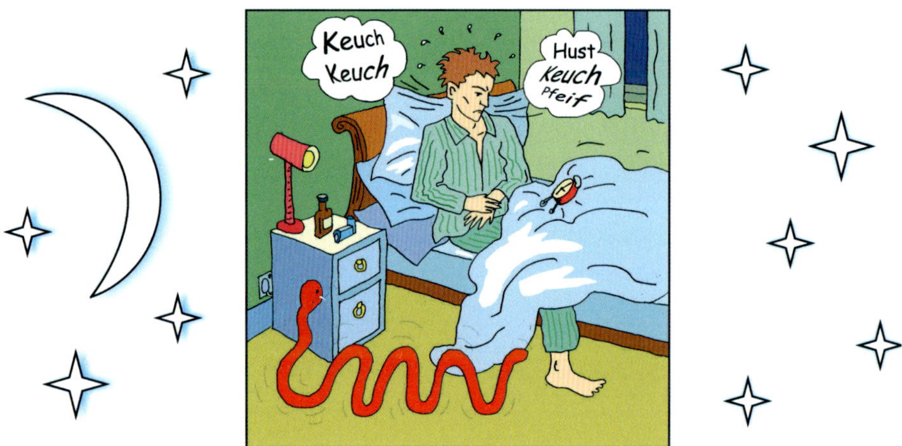

- Wenn dies nicht der Fall ist, dann atmen Sie im Schlaf zu tief. Wenn Ihre Kontrollpause nach dem Schlaf mindestens fünf Sekunden größer ist als vor dem Schlafengehen, dann werden Sie nachts auch keine Asthma-Probleme haben.

- Wenn Sie bereits vor dem Schlafengehen Symptome hatten, dann wird Ihre CP am Morgen wahrscheinlich noch geringer sein, denn der Atem wird normalerweise während des Schlafs noch tiefer.

- Seien Sie sich über Ihren Gesundheitszustand bewusst, bevor Sie schlafen gehen, und bedenken Sie die Möglichkeit eines Asthma-Anfalls in der Nacht. Falls Sie starke Symptome haben oder wenn eine hohe Wahrscheinlichkeit besteht, dass Sie während der Nacht einen Asthma-Anfall bekommen könnten, dann ist es sicherer, solange wach zu bleiben, bis die Bedrohung vorbei ist, oder in einer aufrechten Position zu schlafen.

- Versuchen Sie zuerst, mit Hilfe der Buteyko-Atemübungen dem Anfall vorzubeugen. Wenn das nicht hilft, sollten Sie ihre Medikamente nehmen.

- Stellen Sie einen Wecker, um sich, abhängig vom Schweregrad der Situation, alle ein, zwei, drei Stunden wecken zu lassen.

- Messen Sie jedes Mal, wenn Sie aufwachen, Ihre Kontrollpause; das wird Ihnen einen guten Anhaltspunkt über den Zustand Ihrer Gesundheit geben. Versuchen Sie, die Atemübungen zu machen, bis die Symptome verschwunden sind.

Wie Sie Husten oder eine Husten-Attacke stoppen können

Allgemein gesprochen, macht man nach jedem Husten einen tiefen Atemzug. Sie können aber Schritte unternehmen, um diese Hyperventilation beim Husten zu reduzieren. Wenn Sie dies tun, wird sich auch der

Husten reduzieren. Husten ist einerseits ein Zeichen, andererseits aber auch das Resultat von tiefem Atmen.

- Versuchen Sie, nach Möglichkeit überhaupt nicht zu husten.

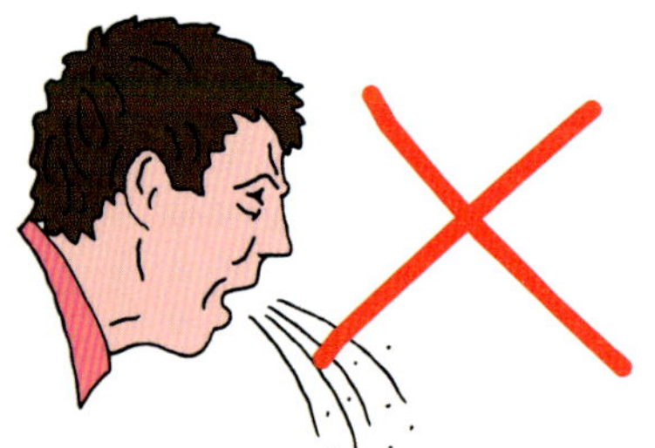

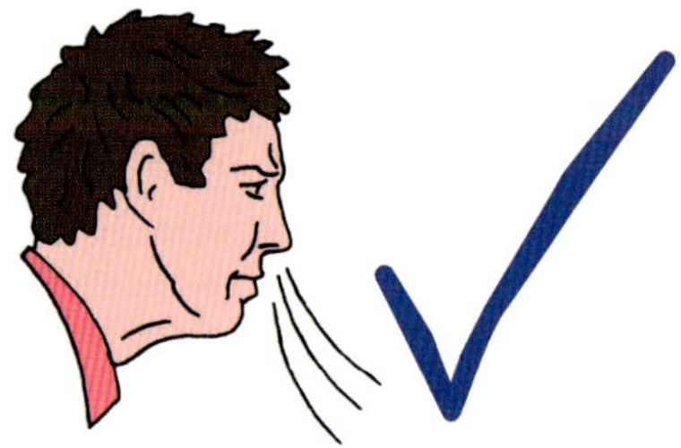

- Versuchen Sie nicht, durch eine Extra-Anstrengung, Schleim aus Ihren Bronchien zu entfernen. Schleim ist einer unserer Schutz-Mechanismen, und es ist unmöglich, ihn auf natürliche Weise zu entfernen, solange Ihr CO_2-Wert nicht weit genug angestiegen ist. Wenn Sie mit den Buteyko-Atemübungen beginnen, wird das CO_2-Level ansteigen und der Schleim wird ohne jede Anstrengung abgebaut werden. Weiteres Husten wird das CO_2-Niveau absinken lassen, und dann wird möglicherweise wieder ein Asthma-Anfall einsetzen.

- Wenn Sie dennoch husten müssen, dann sollten Sie dies mit geschlossenem Mund tun. Husten Sie also lieber durch die Nase. Prinzipiell ist es besser, wenn Sie versuchen sich zu räuspern statt zu husten.

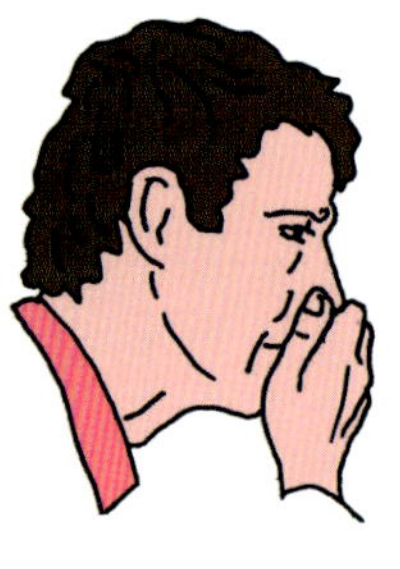

- Blockieren Sie nach jedem Husten Ihre Nase mit den Fingern, und halten Sie den Atem für ein bis drei Sekunden an, um den CO_2-Verlust wieder auszugleichen.

- Versuchen Sie, während Sie Ihre Nase blockiert halten, alle Muskeln zu entspannen, die am Prozess des Hustens beteiligt sind: die Schultern, den Oberkörper und den oberen Bauch.

Wenn Sie unter chronischer Rhinitis leiden

Bedenken Sie, dass Ihre Rhinitis eine Folge von übermäßigem CO_2-Verlust darstellt. Achten Sie daher beim Schnäuzen darauf, diesen Verlust nicht noch zu vergrößern. Versuchen Sie stattdessen, den unvermeidlichen Atemvorgang beim Säubern Ihrer Nase möglichst klein zu halten und durch ein Anhalten der Luft gleich danach wieder auszugleichen.

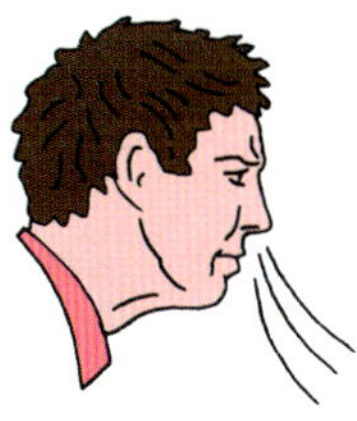

Wenn Sie sich schnäuzen müssen, versuchen Sie dies „nur oberflächlich" zu tun.

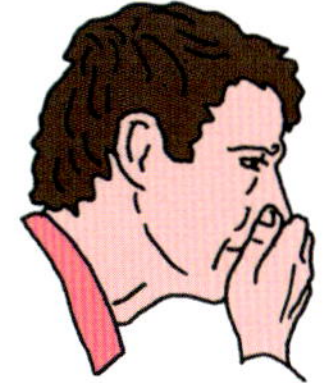

Sie können einen dabei auftretenden Verlust von CO_2 ausgleichen, indem Sie unmittelbar danach Ihre Nase mit den Fingern blockieren und den Atem fünf Sekunden lang anhalten.

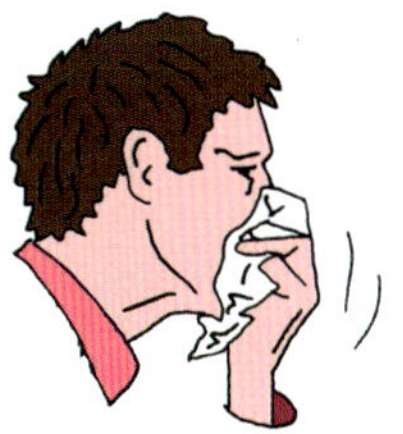

Säubern Sie Ihre Nase erst nachdem Sie fünf Sekunden lang den Atem angehalten haben. Wenn Sie Ihre Nase vorher schon säubern, würde dies wahrscheinlich in einem tiefen Atemzug resultieren.

Niesen

Dieselben Prinzipien gelten beim Niesen. Vermeiden Sie also auch hier CO_2-Verlust durch übermäßiges Atmen.

- Niesen Sie, stoppen Sie dann und halten Sie drei bis fünf Sekunden lang den Atem an, und säubern Sie erst dann Ihre Nase.
- Säubern Sie danach Ihre Nase nur möglichst leicht, und vermeiden Sie dabei tiefes Atmen.

Wie Sie Ihr Asthma mit körperlichen Übungen bessern können

Körperliche Betätigung ist sehr wichtig, um Ihnen dabei zu helfen, Ihr CO_2-Niveau zu normalisieren. Jedoch ist es notwendig, eine Reihe von Dingen zu beachten, weil sich die sportlichen Übungen sonst als abträglich für Ihre Gesundheit erweisen könnten. Zielen Sie darauf ab, durch die Übungen Ihre CP zu steigern.

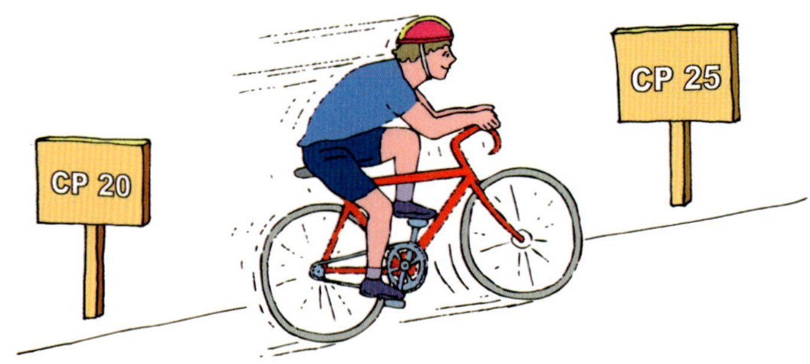

Dabei gelten folgende Prinzipien:

1. Messen Sie Ihre CP unmittelbar vor Übungsbeginn.
2. Achten Sie beim Sport darauf:
   - ein leichtes Gefühl des Luftmangels zu bewahren;
   - jederzeit durch die Nase zu atmen. Falls Ihre CP oberhalb von 20 Sekunden liegt, können Sie sich erlauben, bei besonders anstrengenden Phasen kurz durch den Mund zu atmen.
3. Messen Sie Ihre CP nach dem Sport. Wenn Ihre Aktivitäten nicht zu anstrengend waren, zum Beispiel nach einem längeren Spaziergang oder nach der Hausarbeit, dann können Sie die CP direkt nach Beendigung der Aktivität messen. Aber wenn Sie sich sehr aktiv bewegt haben, dann sollten Sie ein bis zwei Stunden warten, bevor Sie ein zweites Mal messen.
4. Ihre Kontrollpause muss nach der Aktivität größer sein als vor dem Beginn.
5. Wenn sie niedriger ist, dann hat die Aktivität Ihr CO_2-Niveau herabgesetzt. In diesem Fall sollten Sie Ihr Aktivitätsniveau absenken, um Ihren Atem besser kontrollieren zu können.

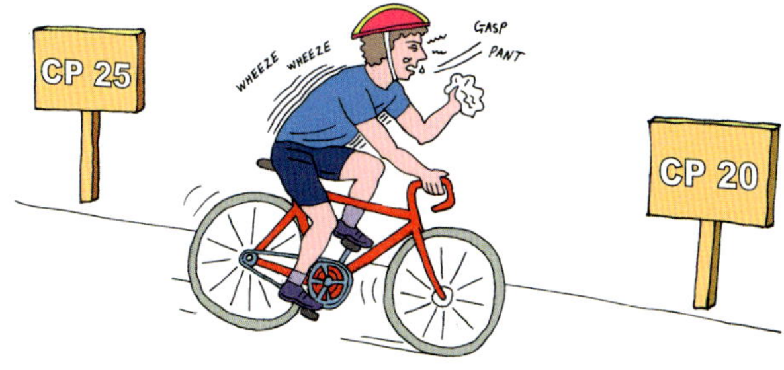

Wie Sie Hyperventilation beim Sprechen vermeiden

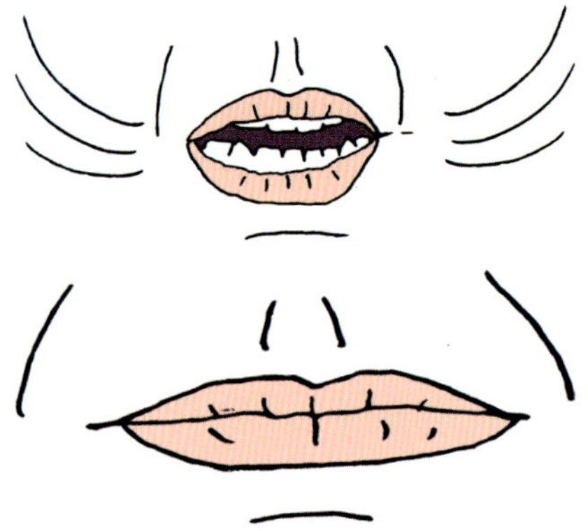

Es ist sehr wichtig, dass Sie jederzeit auf Ihr Atemmuster achten, egal was Sie gerade tun, selbst wenn Sie sprechen. Wenn andere Leute Sie atmen sehen können, während Sie sprechen, dann atmen Sie wahrscheinlich zu viel.

Wenn Sie sich dessen bewusst werden, sollten Sie sofort aufhören zu sprechen. Es gibt eine Reihe von Dingen, die Sie tun können, um übermäßigen Verlust von CO_2 beim Sprechen zu vermeiden. Atmen Sie zu keiner Zeit durch den Mund ...

- Verkürzen Sie stattdessen Ihre Sätze
- Pausieren Sie
- Entspannen Sie Ihre Muskeln
- Und nehmen Sie kleine Atemzüge ... durch die Nase ... in der Mitte des Satzes

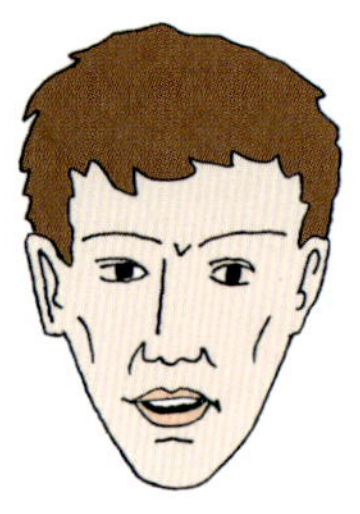

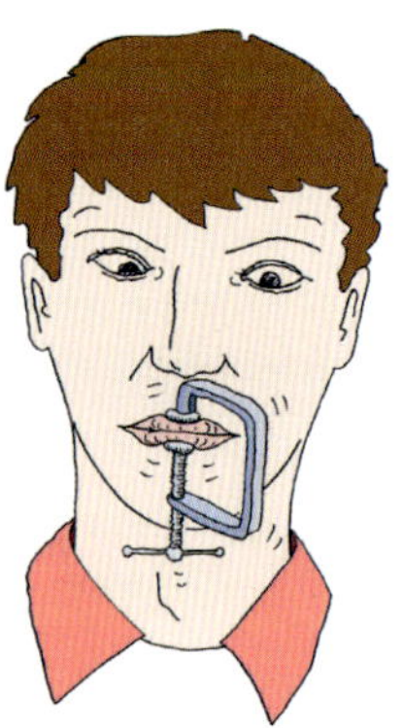

So werden Sie Ihre Buteyko-Übungen niemals vergessen

Nicht alle Menschen halten durch, die Buteyko-Übungen regelmäßig zu praktizieren. Dies hat drei Hauptgründe:

- Sie finden die Übungen zu unbequem und ermüdend;
- Ihre Symptome verschwinden nicht schnell genug;
- die Entgiftungssymptome sind Ihnen zu stark.

Die Motivation für die Übungen kann jedoch stark gesteigert werden, wenn Sie erst einmal festgestellt haben, dass Sie durch Reduktion Ihrer Atmung tatsächlich die Symptome überwinden können. Ein weiterer Ansporn kann sich ergeben, wenn Sie entdecken, wie Sie die Übungen zu einem angenehmen Erlebnis machen können.

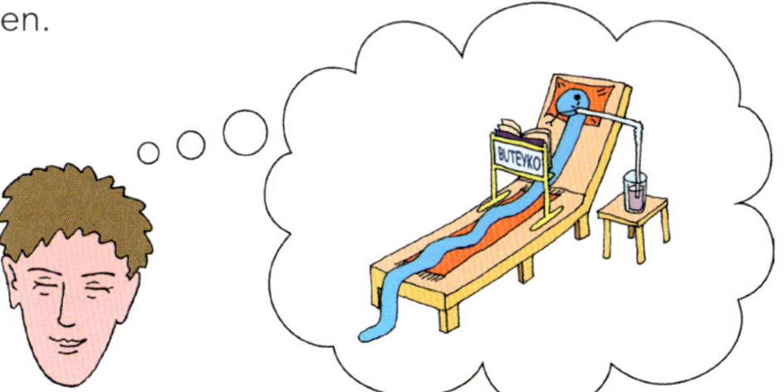

Die Buteyko-Methode und Diät

Es ist wichtig zu bedenken, dass eine Herabsetzung der Atmung die Basis für den therapeutischen Erfolg jeder Diät bildet.

Wenn Ihre Diät nicht auch Ihre Atmung verändert, werden Sie keinen therapeutischen Erfolg erzielen können. Wenn Sie Ihre CP messen, können Sie damit den Effekt der Diät auf Ihre Gesundheit abschätzen.

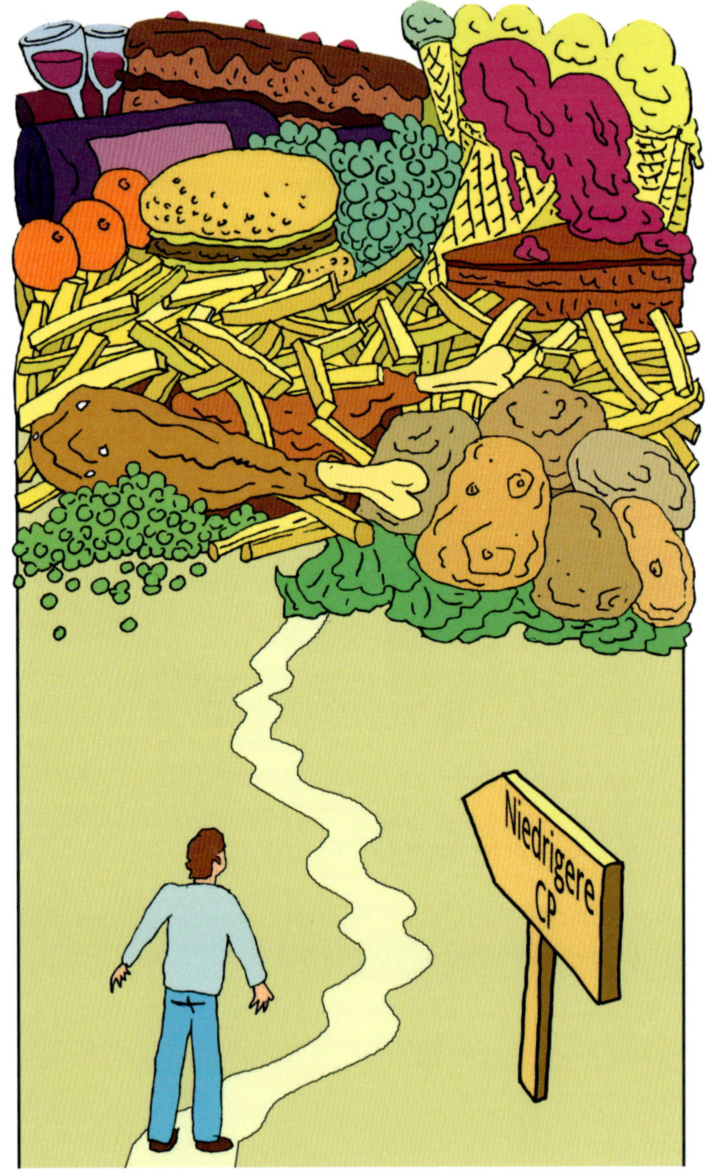
Niedrigere
CP

Eine gute Diät wird Ihre CP allerdings auch ohne Buteyko-Übungen erhöhen. Wenn Ihre CP jedoch niedrig ist, dann ist es unwahrscheinlich, dass die Diät allein die CP genügend heraufsetzen wird, um Sie von allen Symptomen zu befreien. Eine Änderung Ihrer Ernährungsgewohnheiten könnte Ihre CP beispielsweise von zehn auf 20 Sekunden erhöhen, aber es wäre sehr schwierig, weitere Fortschritte zu machen, ohne gleichzeitig Techniken zur Atemreduktion anzuwenden.

Die Wirkung verschiedener Nahrungsmittel und Getränke auf die Gesundheit variiert von Person zu Person. Es könnte hilfreich sein, herauszufinden, ob Sie sensibel auf bestimmte Nahrungsmittel reagieren und diese in der Folge zu vermeiden, um Ihren Fortschritt dadurch nicht zu behindern.

Irgendwann, wenn Sie eine genügend hohe CP erreicht haben, werden Sie auch merken, dass die meisten Nahrungsmittel für Sie verträglicher geworden sind. Sie werden dann nicht länger so viel Sorgfalt bei der Auswahl Ihres Essens walten lassen müssen – vorausgesetzt, Ihre CP bleibt hoch. Während die individuelle Reaktion der Menschen auf verschiedene Lebensmittel variiert, gibt es dennoch einige generelle Regeln in Bezug auf die Wirkungen von Ernährung auf das Atmen, die Ihre Gewohnheiten leiten sollten:

- Die meisten von uns essen zu viel; daher könnte es eine gute Idee sein, weniger zu essen oder ab und zu eine Mahlzeit ganz auszulassen. Dies kann es leichter für Sie machen, den Atem über längere Perioden niedrig zu halten, und es wird außerdem Ihre CP schneller anwachsen lassen.

- Essen Sie nur, wenn Sie hungrig sind, und nur so viel, wie Sie benötigen, um Ihren Hunger zu stillen.

- Frische, rohe, unverarbeitete Lebensmittel sind am Besten geeignet. Früchte und Gemüse haben weniger schädliche Wirkungen auf die CP als beispielsweise Milchprodukte, Fleisch und Fisch. Bedenken Sie: Es ist nicht möglich, das Atemmuster vollständig zu normalisieren, indem Sie nur Ihre Diät ändern. Es ist viel besser, Ihre Anstrengungen in die Reduktion des Atmens zu stecken als in die Anwendung komplizierter Diäten.

Wie man Kindern die Buteyko-Methode beibringt

Wenn Sie Kindern helfen wollen zu verstehen, wie wichtig es ist, übermäßig tiefes Atmen zu vermeiden, dann wird dies am Besten über Geschichten funktionieren. Untenstehend sind ein paar Skizzen über Geschichten, die sich als sehr effektiv erwiesen haben, um die Bewusstheit von Kindern über ihr Atmen zu steigern, damit sie das Volumen ihres Luftstroms kontrollieren lernen.

Die Geschichte der kleinen Maus

Stelle dir vor, du seist eine kleine Maus, und draußen vor der Tür sitzt eine große, hungrige Katze. Sie hat ein sehr gutes Gehör und horcht, ob sie die Atemgeräusche einer Maus hört. Die Maus muss daher lernen, das Geräusch ihres Atems zu reduzieren, damit die Katze sie nicht hört. Dadurch kann sie vermeiden, von der Katze gefressen zu werden.

Sie können die Dramatik der Geschichte auch noch steigern, indem Sie die Maus in ein kleines Mädchen verwandeln, das im Garten spielt, und die Katze in einen Tiger im Nachbargarten. Das kleine Mädchen muss so still wie möglich atmen, um nicht vom Tiger gehört zu werden. Wenn der Tiger das Mädchen hört, wird er über die Mauer gesprungen kommen und es fressen. Das Mädchen soll so kleine Atemzüge wie eine Maus machen, um nicht gehört zu werden.

Die Geschichte der kleinen Maus

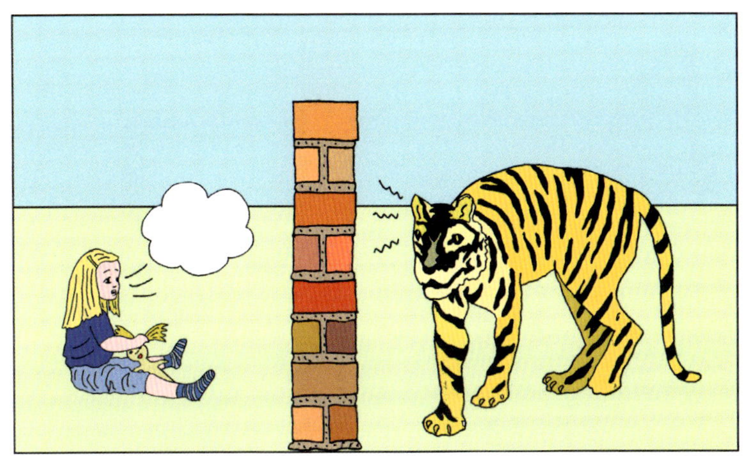

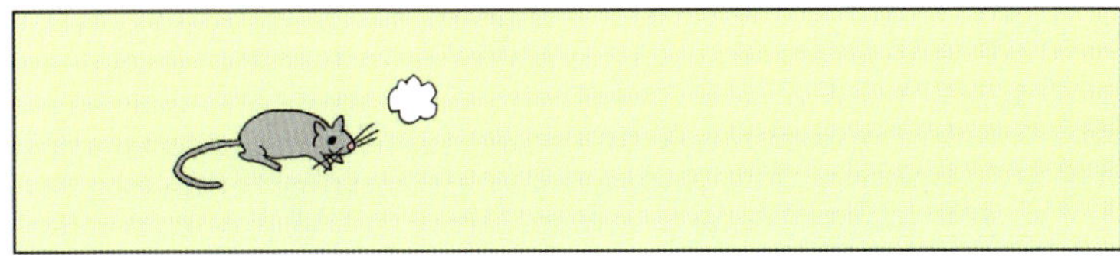

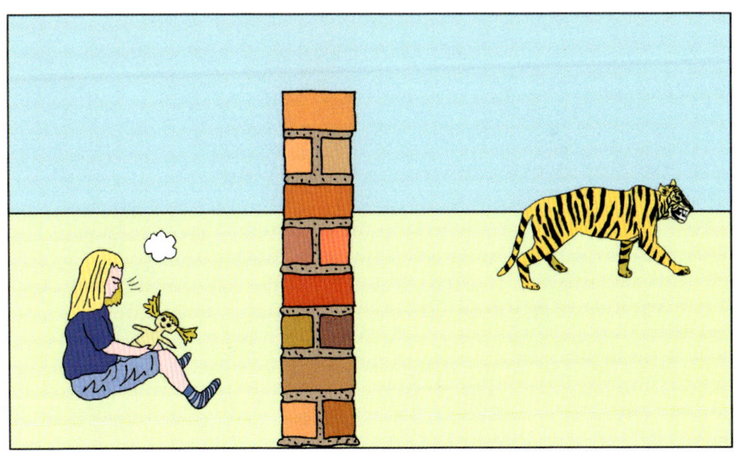

Die Geschichte vom Asthma, das draußen vor der Tür lauert

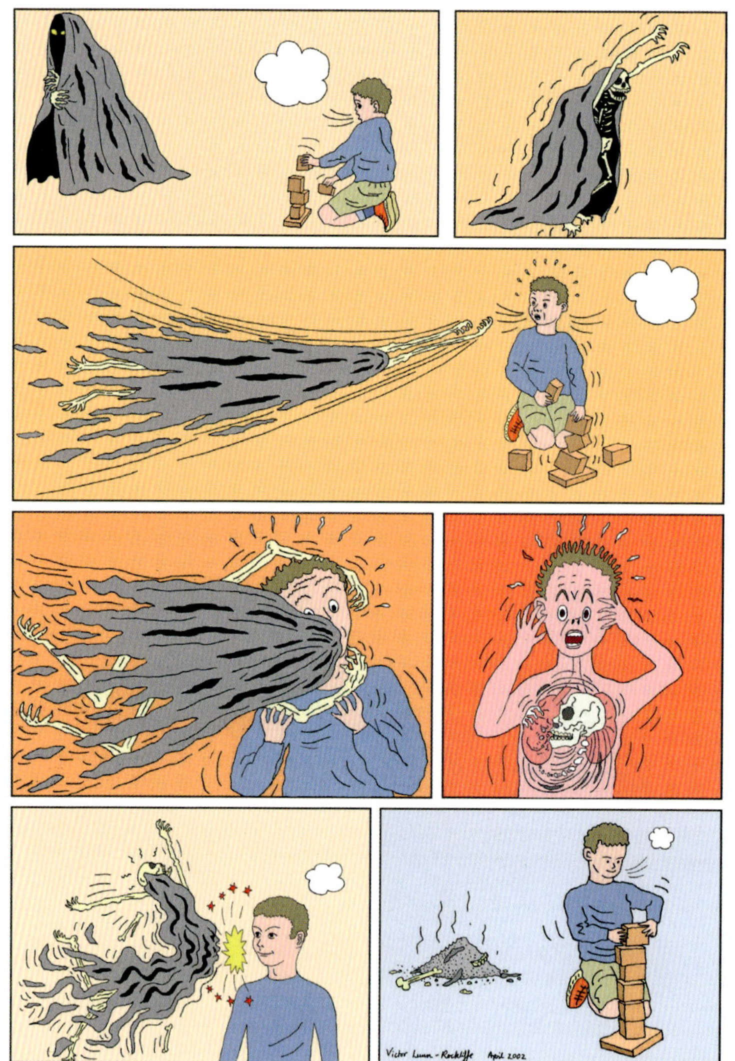

Die Geschichte vom Asthma, das draußen vor der Tür lauert

Diese Geschichte ist sehr effektiv, um Kindern zu helfen, die mit offenem Mund atmen, damit sie in Zukunft nur noch durch die Nase atmen: Stelle dir vor, dass draußen vor der Tür das Gespenst des Bronchialasthmas auf jeden lauert und nach Kindern sucht, die mit offenem Mund atmen. Sobald es ein Kind mit offenem Mund sieht, wird es in dessen Körper schlüpfen und an seinen Lungen zu nagen beginnen. Diese beiden Geschichten sind auf den folgenden Seiten illustriert.

Spiele mit vielen Möglichkeiten, den Atem anzuhalten

Es kann auch gut funktionieren, Kinder ein Spiel spielen zu lassen, bei dem es darum geht, oftmals hintereinander für kurze Zeit den Atem anzuhalten, mit Intervallen von einer Minute zwischen den einzelnen Anhaltephasen.

Am eigenen Beispiel unterrichten

Kinder werden meist genau dem folgen, was sie ihre Eltern tun sehen, auch wenn es sich dabei um eine schlechte Gewohnheit wie übermäßiges Atmen handelt. Daher ist es sehr wichtig, dass Eltern mit gutem Beispiel vorangehen. Kinder werden bemerken, wenn ihre Eltern selbst die Buteyko-Übungen ausführen, mit geschlossenem Mund atmen und tiefe Atemzüge vermeiden. Kinder werden solche guten Atemgewohnheiten kopieren und unbewusst als die eigenen adaptieren.

Buteykos schnelle und sichere Steroid-Therapie für Asthma

Flaches Atmen

Flaches Atmen erlaubt den Nebennierendrüsen und der Produktion von Steroiden einen ungestörten Arbeitsablauf.

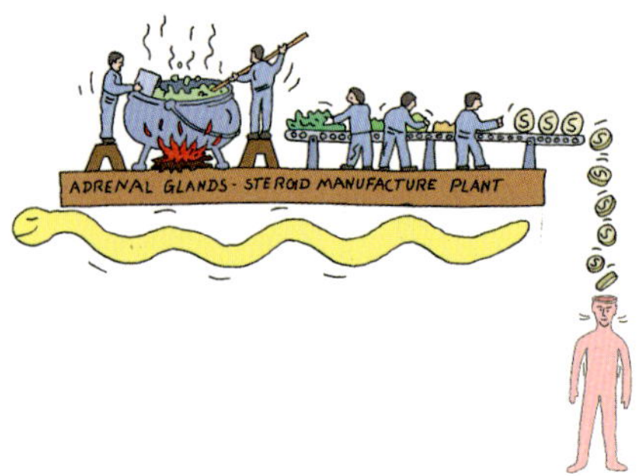

Übermäßiges Atmen

Übermäßiges Atmen verursacht biochemische Störungen und eine Beeinträchtigung der Nebennierendrüsen.

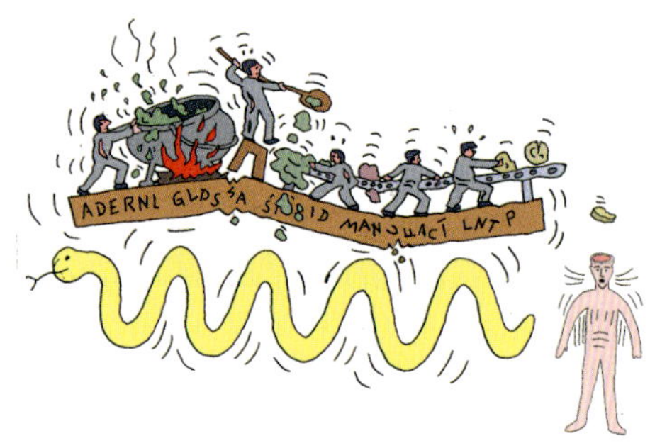

Die Einnahme sorgfältig bemessener Steroid-Dosen wird die Symptome erleichtern ...

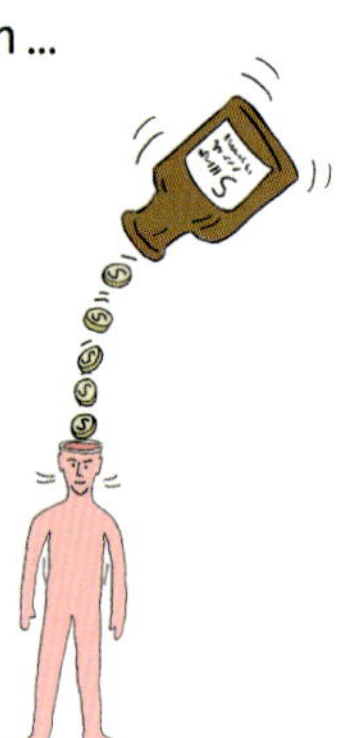

Flaches Atmen

... den Atemfluss reduzieren und die angemessene Funktionsweise der Nebennierendrüsen und der Steroidproduktion wiederherstellen.

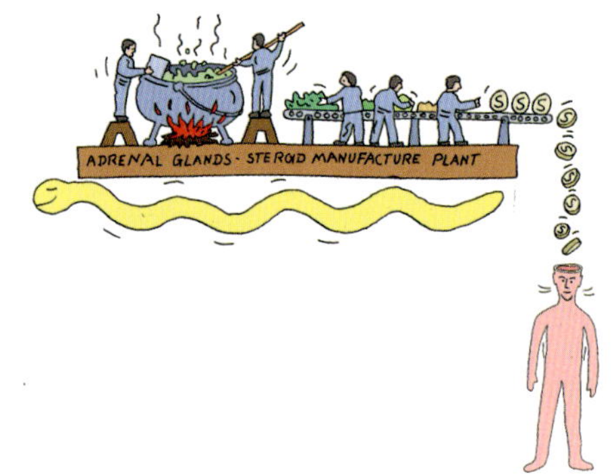

In der Buteyko-Therapie werden Steroide (zum Beispiel Kortison) nicht einfach als entzündungshemmende Wirkstoffe gesehen. Die tiefgreifenden biochemischen Irritationen, die durch die chronische Hyperventilation verursacht werden, führen oft zu hormonalen Störungen, wie zum Beispiel unzureichender Kortisol-Produktion. Wenn der Bedarf nach Kortisol nicht erfüllt wird, dann steigt die Atmung an, wie auch die Herzrate, und es folgt ein Zustand allgemeinen Unbehagens. In diesen Fällen stellt eine kurzfristige, supplementäre Gabe von Steroiden eine essentielle Ergänzung der Buteyko-Therapie dar.

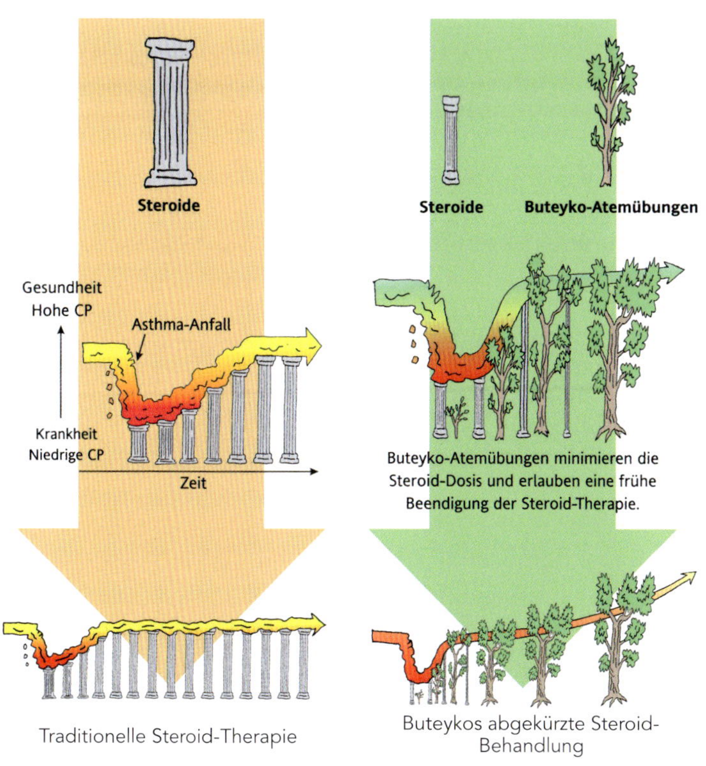

Traditionelle Steroid-Therapie

Buteykos abgekürzte Steroid-Behandlung

Prinzipien

Steroide können kurzzeitig, sicher und effektiv zur Asthma-Behandlung eingesetzt werden. Normalerweise handelt es sich dabei um eine einmalige Intervention, bei der keine weiteren Anwendungen nötig sind. Jedoch ist es wichtig, die zugrunde liegenden Prinzipien zu verstehen und sorgfältig dem Protokoll zu folgen, um festzulegen, wann Steroide eingesetzt werden müssen und wie hoch die angemessene Dosis ist.

Das konventionelle medizinische Schema konfrontiert uns mit einem Problem: Sobald jemand beginnt, die Einnahme seiner Steroide abzusenken, nimmt auch seine morgendliche CP ab – entweder gleich darauf oder ein wenig später. Dies wiederum erhöht das Risiko eines Asthma-Anfalls. Eine niedrige morgend-liche CP macht es für Asthmatiker sehr schwer, über eine längere Periode ohne Steroide zu leben, wenn sie erst einmal von dieser Art von Behandlung abhängig geworden sind. Die konventionelle Asthma-Behandlung verfügt daher über kein Mittel, um die Steroid-Therapie auf Dauer zu beenden.

Die Buteyko-Steroid-Behandlung erlaubt es Ihnen, sich die Steroide wieder abzugewöhnen und letztlich das Asthma mitsamt der Steroide komplett zu vermeiden. Dies können Sie erreichen, indem Sie Buteyko-Atemübungen sorgfältig praktizieren, während Sie gleichzeitig über eine relativ kurze Zeitspanne kleine Mengen von Steroiden einnehmen.

Das Ziel besteht darin, die morgendliche CP auf über 20 Sekunden zu erhöhen. Sobald dieses Niveau erreicht ist, werden Sie keine Asthma-Anfälle mehr erleben und imstande sein, ohne Steroide zu leben. Von Zeit zu Zeit wird Ihre CP noch abfallen, und Sie werden dann vielleicht wieder kurzzeitig Steroide benötigen, aber während Ihre CP weiter ansteigt, wird das Bedürfnis nach Steroiden graduell abnehmen, bis Sie überhaupt keine mehr benötigen. Sobald Ihre CP auf über 40 angestiegen ist, sollten Sie imstande sein, für immer auf Steroide zu verzichten, oder zumindest für lange Zeit. Aber dieses Ziel werden Sie nur erreichen können, wenn Sie die Buteyko-Atemübungen praktizieren.

Die Buteyko-Behandlung ist sicher, denn:

- der Verlauf erfordert nur eine niedrige Dosierung von Steroiden. Die durchschnittliche Dosis liegt zwischen 0,005-0.0025 Gramm (Ein bis fünf Tabletten) Prednisolon oder einem Äquivalent, vorausgesetzt, dass Sie mit der Therapie frühzeitig beginnen.

- im Vergleich mit der Standard-Behandlung durch Steroide stellt dies einen sehr kurzen Behandlungsverlauf dar. Wenn Sie mit der Steroid-Therapie rechtzeitig und mit der richtigen Dosis beginnen, dann wird die Behandlung normalerweise ein bis zwei Tage dauern. Wenn Sie aber die Einnahme der Steroide hinausschieben, wird es mehrere Tage länger dauern, bevor Sie mit der Einnahme wieder aufhören können; in diesem Fall werden Sie einen Plan zum Absenken der Dosis implementieren müssen. Dies wird im Durchschnitt eine Woche benötigen.

Der erfolgreiche Behandlungsverlauf, wie oben geschildert, ist grundsätzlich abhängig davon, dass die Buteyko-Atemübungen gewissenhaft angewendet werden. Dies erfordert auf Seiten des Patienten starke Motivation und Durchhaltevermögen.

Welche Arten von Steroiden sind geeignet?

Ihr Arzt wird Sie beraten, welche Steroide Sie einsetzen sollen, doch Sie können sich Folgendes merken:

- Es ist nicht wichtig, welchen Typ von Steroiden Sie benutzen. Das Steroid wird nur zu wirken beginnen, wenn die Dosis hoch genug ist, um in ausreichender Menge in Ihr Blut zu gelangen, sodass es den ganzen Organismus beeinflussen kann. Nur wenn der Steroid-Mangel vollständig ausgeglichen wurde, wird es effektiv sein.

- Die Dosierung der Steroide ist wichtiger als der Typ von Steroiden (oral, inhaliert oder intravenös verabreicht) etc.

- Es ist leichter, die erforderlichen Veränderungen in der Dosis zu kontrollieren, indem man kurzzeitig wirkend orale Steroide (Tabletten anstelle eines Inhalers) einsetzt.

- Wenn Sie noch eine andere Krankheit haben, wie zum Beispiel Gastritis, ein Magengeschwür, hohen Blutdruck, etc., dann wird Ihr Arzt entscheiden, welche Art von Steroid für Ihren Zustand am Besten geeignet ist.

Der korrekte Zeitpunkt

Es gibt drei wichtige Indikatoren, die Ihnen erlauben werden zu entscheiden, wann Steroide eingesetzt werden sollten:

1. **Gesundheitszustand**: Dieser sollte an Ihrem Bedarf von Ventolin (oder des entsprechenden Äquivalents) gemessen werden. Beim Gebrauch eines nicht-steroidalen Inhalers wie Ventolin ist es not-

wendig, zwischen „Bedarf“ und „Gebrauch“ zu unterscheiden, denn es ist auch duchaus möglich, einen Asthma-Anfall auszusitzen, ohne auf Ventolin (oder ein Äquivalent) zurückzugreifen. Es ist daher der gesteigerte „Bedarf“, und nicht der „Gebrauch“ von Ventolin, der die Notwendigkeit für zusätzliche Steroide determiniert.

2. **Puls**: Falls Ihr Puls (den Sie vorher im Ruhezustand gemessen haben müssen, bevor Sie einen Anfall hatten) 10 bis zwanzig Prozent höher ist als normal, sowohl tagsüber als auch während der Nacht oder über einen Zeitraum von 24 Stunden. (Für Erwachsene gilt: Falls Ihr Puls höher als durchschnittlich 80 Schläge pro Minute ist.)

   In 80 Prozent der Fälle werden beide Bedingungen gegeben sein. In den übrigen 20 Prozent der Fälle gilt nur eine der beiden Bedingungen. Zum Beispiel ist es eine Indikation für die Erhöhung von Steroiden, wenn der Bedarf für Ventolin 5 bis 15 Hübe überschreitet, sogar wenn der Puls nahezu normal ist. Sehr oft wird die zweite Bedingung zwei bis drei Tage später auftreten.

3. **Morgendliche CP**: Die morgendliche CP wird am Morgen gleich nach dem Aufwachen gemessen, wenn Sie sich noch im Bett befinden. Wenn Sie eine morgendliche CP unter zehn haben und die beiden oben angeführten Punkte unter „Ihr Gesundheitszustand“ und „Ihr Puls“ gelten, dann benötigen Sie Steroide. Wenn Ihr Puls normal ist und Ihre morgendliche CP zwischen fünf und zehn liegt, und Sie nicht drei bis fünf Hübe Ventolin (oder ein Äquivalent) pro Tag benötigen, dann sollten Sie imstande sein, Ihre CP allein mit Hilfe von Buteyko-Atemübungen zu steigern, ohne dabei auf Steroide zurückgreifen zu müssen.

Eine CP knapp oberhalb von 10 Sekunden zeigt einen möglichen Bedarf für Steroide an. Die Entscheidung, ob Sie tatsächlich Steroide einnehmen müssen, sollte vom Stand der anderen beiden Indikatoren abhängig gemacht werden. Wenn Ihre CP über 20 Sekunden liegt, sollten Sie jedenfalls keine Steroide einnehmen.

Wenn Sie vor dem Einsatz von Steroiden für Ihr Asthma zurückschrecken, können Sie auch warten, bis alle drei der oben genannten Indikatoren auftreten. In diesem Fall werden Sie dann aber eine höhere Dosis einsetzen müssen. Es ist daher besser, die Behandlung mit Steroiden früher zu beginnen als später. Und es ist gleichzeitig zu bevorzugen, Steroide zur Behandlung von Asthma hinzuzufügen, als von einem Hub Ventolin (oder Äquivalent) auf mehr als drei pro Tag zu erhöhen.

Die folgende Tabelle fasst diese Richtlinien noch einmal zusammen:

Morgendliche CP	**Ventolin** *Anzahl der in den vergangenen 24 Stunden benötigten Hübe*	**Puls** *Über Normal: Puls übersteigt 80 Schläge pro Minute (für Erwachsene) oder ist 10-20% höher als durchschnittlicher Puls der vergangenen 24 Stunden*	**Ratschlag** *Steroide nehmen?*
■ Weniger als 10 Sekunden	■ 3 oder mehr Hübe	■ Über Normal	■ Ja
■ Weniger als 10 Sekunden	■ 3 oder mehr Hübe	Normal	■ Ja
■ Weniger als 10 Sekunden	Nicht mehr als 2 Hübe	■ Über Normal	■ Ja

Morgendliche CP	**Ventolin** 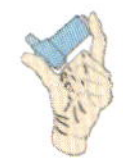 *Anzahl der in den vergangenen 24 Stunden benötigten Hübe*	**Puls**  *Über Normal: Puls übersteigt 80 Schläge pro Minute (für Erwachsene) oder ist 10-20% höher als durchschnittlicher Puls der vergangenen 24 Stunden*	**Ratschlag** 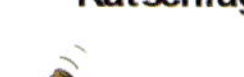 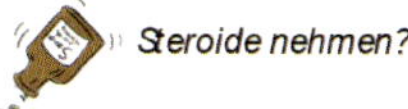 *Steroide nehmen?*
10 Sekunden und höher	■ 3 oder mehr Hübe	■ Über Normal	■ Ja
10 Sekunden und höher	■ 3 oder mehr Hübe	Normal	Nein
10 Sekunden und höher	Nicht mehr als 2 Hübe	■ Über Normal	Nein
■ Weniger als 10 Sekunden	Nicht mehr als 2 Hübe	Normal	*Nein; CP sollte sich allein durch Buteyko-Übungen bessern lassen*
10 Sekunden und höher	Nicht mehr als 2 Hübe	Normal	Nein

Beispiel 1: Muss ich nach einer Nacht mit Asthma-Anfällen Steroide nehmen?

Sie wachen nach einer Nacht mit Asthma-Anfällen auf und fühlen sich unwohl. Jetzt möchten Sie entscheiden, ob Sie Steroide nehmen sollen oder, falls Sie bereits welche einnehmen, ob Sie Ihre Dosis erhöhen müssen.

Wie wir schon vorher dargestellt haben, gibt es drei Indikatoren, die Ihnen helfen werden zu entscheiden, ob Sie Steroide nehmen sollten oder nicht: Sie müssen Ihren Puls in Betracht ziehen, Ihren generellen Gesundheitszustand und Ihre morgendliche CP.

- Falls Ihr Puls zehn bis 20 Prozent höher ist als Ihr normaler Puls, und wenn sich dies seit dem vergangenen Tag nicht geändert hat, dann müssen Sie Steroide gegen Ihr Asthma nehmen. Wenn Sie einen hohen Blutdruck haben, müssen Sie jetzt Ihren Arzt aufsuchen, weil Steroide manchmal den Blutdruck noch zusätzlich erhöhen können.
- Falls Ihr Gesundheitszustand eher schlecht ist, was beispielsweise bedeutet, dass Sie mehr als drei Hübe eines Bronchodilators wie Ventolin im Lauf der vergangenen 24 Stunden einsetzen mussten, dann sollten Sie jetzt Steroide zu Ihren Medikamenten hinzufügen, beziehungsweise Ihre bereits existierende Dosis erhöhen.
- Wenn Ihre morgendliche CP niedriger als zehn Sekunden ist, aber Ihre anderen Indikatoren eigentlich kein Problem anzeigen (d. h. wenn Ihr Puls normal ist und Sie nicht mehr als drei Hübe Ventolin oder ein Äquivalent in den vergangenen 24 Stunden benötigt haben), dann sollten Sie versuchen, Ihre CP allein mit den Buteyko-Atemübungen anzuheben. Hatten Sie aber eine Nacht mit Asthma-Anfällen, und

Ihr Puls ist jetzt höher als normal und Sie haben in den vergangenen 24 Stunden wahrscheinlich mehr als drei Hübe Ventolin genommen, dann ist anzunehmen, dass Sie jetzt Steroide einnehmen beziehungsweise Ihre bereits existierende Dosis erhöhen sollten.

Beispiel 2: Behandlungsdauer und Dosierung

Ihr Puls ist hoch, aber Sie nehmen nicht mehr als ein bis drei Hübe Ventolin (oder Äquivalent) pro Tag. Ihre morgendliche CP ist um 15 herum.

- Es sollte genügen, wenn Sie am ersten Tag ein bis zwei Steroid-Tabletten nehmen, während Sie die Dosis ermitteln. Wenn Ihr Puls sich normalisiert und Ihre Gesundheit sich genügend verbessert haben und Ihre CP am nächsten Morgen nicht abnimmt, dann können Sie die Steroide sofort absetzen. Wenn Sie die Steroide rechtzeitig nehmen, wird der Behandlungsverlauf typischerweise nur einen Tag dauern und es wird keinen Grund geben, die Dosis langsam herabzusetzen.

- Wenn Sie warten, bis Ihr Puls ansteigt, und fünf bis zehn Hübe Ventolin (oder Äquivalent) pro Tag benötigen, und Ihre morgendliche CP fällt unter zehn, dann werden Sie wahrscheinlich am ersten Tag drei oder mehr weitere Steroid-Tabletten nehmen müssen. Dieser Verlauf dauert üblicherweise mehrere Tage, und Sie werden einen Plan aufstellen müssen, wie Sie die Dosis wieder langsam reduzieren können. Dies kann alles vermieden werden, wenn Sie die Steroide rechtzeitig zu nehmen beginnen.

Protokoll für Steroid-Therapie der Buteyko-Asthma-Behandlung

Ziel dieses Protokolls ist die korrekte Dosis der Steroide für die Behandlung der Person am ersten Tag zu finden. Dies bedeutet, dass der erste Tag ganz der Ermittlung der richtigen Dosis gewidmet sein sollte.

Der erste Tag der Steroid-Therapie

Hier sind die Regeln für die Bestimmung der Dosis:

1. Messen Sie Ihren Puls. Normalerweise sollten Sie die Dosis erhöhen, bis der Puls beginnt, sich zu normalisieren. Der Puls muss übrigens nicht normal sein, aber er muss beginnen, sich zu normalisieren.

2. Bedenken Sie ihren Gesundheitszustand. Steigern Sie die Dosis, bis Sie pro 24 Stunden nicht mehr als einen Hub Ventolin (oder von jedem anderem Inhaler ohne Steroide) benötigen.

3. Messen Sie die morgendliche CP am Tag nach Einnahme der Steroide. Üblicherweise steigt die CP am Ende der Dosis-Bestimmungsphase auf über 20 Sekunden. Dies kann bis zum Ende des ersten Tags geschehen oder bis zum nächsten Morgen.

Wie Sie entscheiden, ob die Dosis korrekt gewählt ist

Wenn Sie die korrekte Dosis ausgewählt haben, dann werden Sie die folgenden Anzeichen feststellen:

- Ihr Puls beginnt, sich zu normalisieren. Der Puls muss noch nicht normal sein, aber er muss zumindest beginnen zu sinken (sich zu normalisieren). Wenn Sie *über*dosiert haben, dann wird Ihr Puls zu schnell zu sinken beginnen. Wenn Sie *unter*dosiert haben, dann wird Ihr Puls innerhalb der nächsten zwei Tage nicht zu sinken beginnen.

- Ihr Gesundheitszustand verbessert sich. In gutem Gesundheitszustand zu sein bedeutet: Sie sind möglicherweise bereits symptomfrei, jedoch könnten Sie noch immer zeitweilig Symptome bekommen. Diese können aber mit der Buteyko-Methode überwunden werden. Wenn Sie überdosieren, dann werden Sie überhaupt keine Asthma-Symptome haben. Durch Überdosierung können Sie alle Asthma-Symptome sehr schnell beseitigen. Überdosieren über kurze Zeitspannen ist nicht gefährlich, aber Sie brauchen gelegent-liche Asthma-Symptome, um mit der Buteyko-Methode an Ihrem Asthma zu arbeiten. Wenn Sie unterdosieren, werden Sie mehr als drei Hübe eines Bronchodilators in 24 Stunden benötigen.

- Ihre morgendliche CP steigt auf über 20 Sekunden. Wenn durch den Dosier-ungsprozess die korrekte Steroid-Dosis ermittelt und verabreicht wurde, wird das Atmungsniveau automatisch absinken. Eine CP von mehr als 20 wird die Wahrscheinlichkeit einer neuerlichen Asthma-Attacke senken. Wenn Sie überdosieren, wird Ihre CP bis etwa 30 ansteigen und Sie werden keinerlei Asthma-Symptome spüren. Wenn Sie unterdosieren, wird Ihre CP auf unter zehn sinken.

- Sie werden wahrscheinlich überdosieren, wenn Sie beim Beginn einer Asthma-Attacke in Panik geraten, während Sie versuchen, die Dosis zu bestimmen.

- Steroide eine kurze Zeit lang überzudosieren ist ungefährlich. Eine Überdosis hilft Ihnen, die Dosis nachher schneller zu senken und wird Ihnen außerdem einen besonders guten Gesundheitszustand bescheren.

Wie Sie am ersten Tag Ihre Dosis einstellen sollten

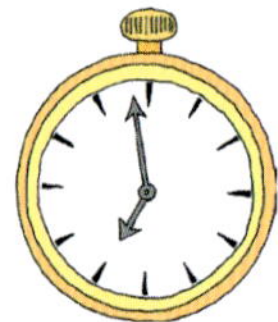

Erste Stunde

Bedenken Sie Ihren Puls und den Gesundheitszustand. Wenn Ihr Puls zwischen 80 und 100 ist und Sie ohne Bronchodilatoren zurechtkommen, dann geht es Ihnen nicht allzu schlecht und es genügt, wenn Sie nur eine Steroid-Tablette pro Tag einnehmen. Wenn Ihr Puls zwischen 100 und 120 oder höher ist und Ihre Luftwege pfeifen oder keuchen, und Sie zwei oder mehr Hübe Ihres Bronchodilators benötigen, dann ist Ihr Zustand schlecht und es ist gerechtfertigt, sofort zwei oder drei Steroid-Tabletten einzunehmen.

Die Standard-Dosis einer Steroid-Tablette beträgt fünf Milligramm Prednisolon oder vier Milligramm Triamcinolon (oder Äquivalent). Wenn Sie das Steroid in Tablettenform nehmen, dann sollten Sie die Tablette nicht sofort hinunterschlucken, sondern Sie lutschen, bis sie sich im Mund aufgelöst hat. Sie können jede der Buteyko-Atemübungen ausführen, die keine körperliche Bewegung beinhalten, etwa die Atemübung „Entspannung anstatt Ausatmung".

Eine der Eigenschaften eines Anfalls ist die Schwierigkeit beim Ausatmen. Um beim Ausatmen, besonders in den frühen Stadien eines Anfalls, zu helfen, können Sie Folgendes ausprobieren:

- Atmen Sie ein und hören Sie für eine halbe Sekunde auf zu atmen. (Es ist nicht notwendig, den Atem ganz anzuhalten).
- Entspannen Sie die Muskeln über Ihrem Bauch, sodass Sie natürlich aus-atmen, ohne Anstrengung.
- Forcieren Sie die Ausatmung nicht und atmen Sie auch nicht mechanisch aus. Erlauben Sie dem Ausatmungsprozess, von allein zu geschehen, indem Sie die Atmungsmuskeln entspannen.

Wenn Ihr Gesundheitszustand schlecht ist, versuchen Sie die Übung „Kurzes Atemanhalten rund um die Uhr":

- Halten Sie viele Male den Atem an – jedes Mal für eine oder zwei Sekunden.
- Lassen Sie zwischen jedem Anhalten des Atems immer ein Intervall von ein bis zwei Minuten. Während dieser Zeit sollten Sie versuchen, die Muskeln um das Zwerchfell herum zu entspannen.
- Denken Sie bitte daran: Wenn das letzte Anhalten des Atems zu lang war, dann wird der nächste Atemzug wahrscheinlich zu tief sein. Dies wird den Schweregrad der Attacke vielleicht nur verstärken.

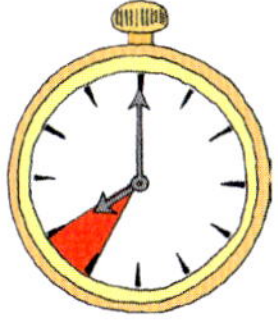

Nach ein oder zwei Stunden

Wenn es keine Veränderung gibt, und Sie sich immer noch schlecht fühlen und einen hohen Puls, eine niedrige CP und das Bedürfnis nach einem Bronchodilator haben, dann nehmen Sie eine weitere Tablette.

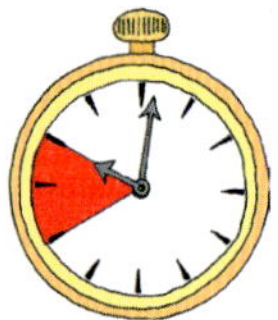

Während der nächsten zwei oder drei Stunden

Versuchen Sie Buteyko-Atemübungen für die nächsten zwei oder drei Stunden zu praktizieren, wobei Sie besondere Aufmerksamkeit auf die Entspannung der Bauchmuskeln um das Zwerchfell herum legen sollten. Falls es immer noch keine Veränderung gibt, nehmen Sie eine weitere Steroid-Tablette, während Sie versuchen, die Buteyko-Atemübungen auszuführen.

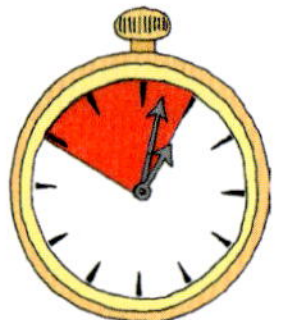

In den nächsten drei oder vier Stunden

Führen Sie in den nächsten drei oder vier Stunden weiterhin die Atemübungen aus. Achten Sie weiterhin besonders auf die Entspannung der Bauchmuskeln um das Zwerchfell herum. Falls es nach drei oder vier Stunden noch immer keine Veränderung gibt, nehmen Sie eine weitere Tablette ein. Fahren Sie fort, Ihre Atemübungen zu machen.

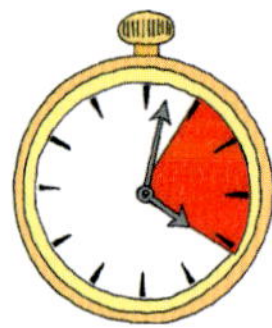

Für alle weiteren drei- bis vierstündigen Zeitspannen

Fahren Sie fort, alle drei oder vier Stunden eine weitere Tablette zu nehmen, bis Ihr Puls anfängt sich zu normalisieren und Sie sich besser fühlen.

Wie Sie Ihre Dosis korrigieren, wenn Sie bereits Steroide einnehmen

Wenn Sie bereits Steroide nehmen, können Sie zur Verbesserung Ihrer Gesundheit Ihre Dosis noch optimieren. Gute Gesundheit bedeutet, dass Ihr Puls nahezu normal ist und Sie Ihre Symptome leicht mit Buteyko-Atemübungen kontrollieren können. Das schaffen Sie dann auch mit einem einzigen Hub innerhalb von 24 Stunden aus einem Inhaler, der keine Steroide enthält.

Einfach ausgedrückt: Sie sollten die Dosis der Steroide so wählen, dass Sie gelegentlich noch immer Asthma-Symptome verspüren, aber diese leicht mit Atemübungen in Schach halten können. Falls Sie bereits Steroide nehmen und die Dosis dafür durch konventionelle Behandlungsmethoden für Sie festgelegt wurde, dann besteht eine Wahrscheinlichkeit, dass Ihre Dosis höher ist, als für die Anwendung der Buteyko-Therapie erforderlich. In diesem Fall sollten Sie – in Absprache mit Ihrem Arzt – Ihre Dosis langsam zurücksetzen, bis zu dem Punkt, an dem Sie ihren guten Gesundheitszustand noch aufrechterhalten können.

Der zweite Tag der Steroid-Intervention

Die Menge an Steroid, die Sie am ersten Tag benutzt haben, wird die "tägliche Dosis" oder die „24-Stunden-Dosis" genannt.

Am zweiten Tag teilen Sie die tägliche Dosis in drei Teile. Ein Drittel der täglichen Dosis wird „Tagesdosis" genannt, und die verbleibenden zwei Drittel „Nachtdosis".

Den größeren Teil der täglichen Dosis (zwei Drittel der Tagesdosis) müssen Sie nachts vor dem Schlafengehen nehmen, weil es schwierig ist, die Tiefe der Atmung in der Nacht zu kontrollieren. Daher muss die Nachtdosis größer sein als die Tagesdosis. Das Steroid wird die Tiefe der Atmung in der Nacht absenken.

Falls Ihre tägliche Dosis mehr als zwei Tabletten beträgt, dann sollten Sie sie in dieser Höhe mindestens ein paar Tage lang einnehmen und danach versuchen sie innerhalb mehrerer Tage langsam abzusenken.

Zusammenfassung

Wenn Sie korrekt eingestellt sind, wird Ihr Puls normal sein, aber Sie werden immer noch zeitweilige Asthma-Symptome haben, die Sie mit den Buteyko-Atemübungen überwinden können oder, im schlimmsten Fall, mit einem Hub eines nicht-steroidhaltigen Inhalers innerhalb von 24 Stunden.

Wenn Ihre Gesundheit sich bis zu dem Grad verbessert hat, wo Sie sich komplett frei von Symptomen fühlen und daher keine Buteyko-Atemübungen mehr machen müssen, dann haben Sie die Steroide überdosiert. In diesem Fall müssen Sie Ihre Dosis reduzieren, bis die Symptome zurückkehren, aber wo Sie sie immer noch leicht mit Buteyko-Atemübungen handhaben können. Auf diesem Niveau Symptome zu haben, wird Sie anspornen, die Buteyko-Atemübungen auszuführen. Sie werden dann Erfahrung darin sammeln, Ihre Symptome zu überwinden.

Wenn Sie ein Steroid benutzen, aber Ihr Puls immer noch hoch ist, und Sie mehr als ein bis drei Hübe eines Bronchodilators wie Ventolin innerhalb von 24 Stunden eingenommen haben, dann haben Sie die Steroide unterdosiert und müssen die Dosis steigern.

Es ist besser, überdosiert zu haben als unterdosiert: Unterdosieren mit Steroiden kann sehr gefährlich sein, weil Ihr Asthma dann ungenügend kontrolliert ist. Mit unzureichenden Steroiden ist es sehr schwierig, das

Volumen der Atemluft zu senken, selbst wenn Sie Buteyko-Atemübungen praktizieren. Dies wird die Wahrscheinlichkeit einer Notfallsituation wegen eines ernsten Anfalls erhöhen. Sie werden dann viel größere Steroid-Dosen benötigen, um Ihr Asthma zu kontrollieren.

Keuch Keuch
Hust Keuch Pfeif
Das waren jetzt vier Hübe innerhalb der vergangenen Stunden, mein Puls ist über 100 – mehr als 20 Prozent meiner normalen 80 Schläge und meine CP ist von 20 auf unter zehn gesunken. Kein Zweifel!
Ich habe meine erste Dosis Steroide genommen. Jetzt muss ich in den nächsten Tagen so oft wie möglich die Buteyko-Atemübungen machen.

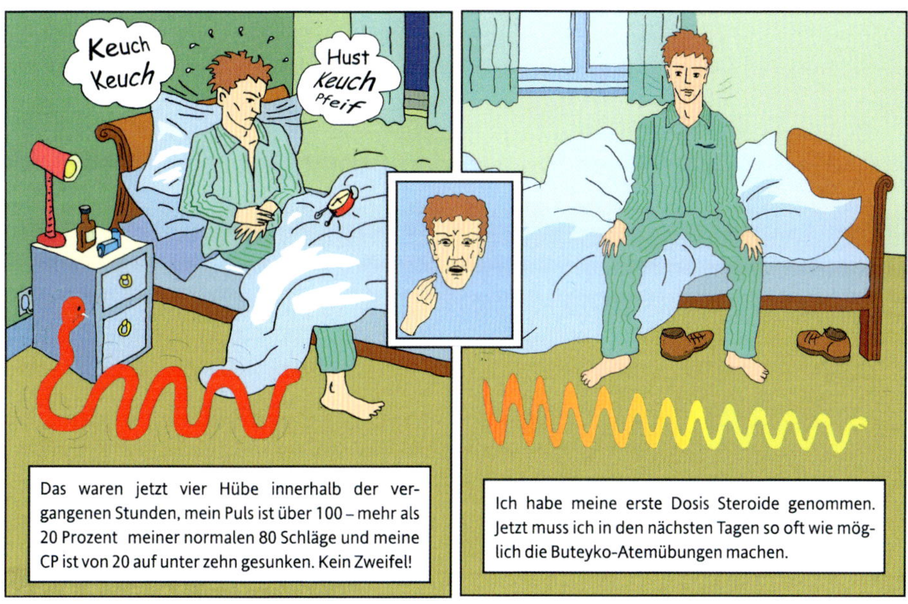

Dosis-Reduktion und Beendigung der Steroid-Therapie

1. Über welchen Zeitraum sollten Sie Steroide nehmen?

Theoretisch benötigen Sie solange Steroide, bis Ihre morgendliche CP größer als 20 geworden ist. Wenn dies eintritt, werden sich auch Ihr Gesundheitszustand und Ihr Puls normalisieren, und Sie können die Dosis absenken und danach versuchen, die Steroid-Behandlung zu beenden.

2. Wie lange sollte man dieselbe Dosis beibehalten?

Sobald sich Ihr Asthma normalisiert hat, behalten Sie dieselbe Dosis für zwei Tage bei, aber vergessen Sie nicht, die tägliche Dosis in eine Tagesdosis und eine Nachtdosis zu teilen. Wenn Ihre Gesundheit während dieser zwei Tage schlecht bleibt, und sich Ihr Asthma nicht stabilisiert hat, dann ist es notwendig, die tägliche Dosis zu erhöhen.

- Wenn Ihre Gesundheit tagsüber schlecht ist, dann erhöhen Sie die *Tages*dosis.
- Wenn Ihre Gesundheit während der Nacht schlecht ist, dann müssen Sie die *Nacht*dosis erhöhen.

3. Wann können Sie beginnen, Ihre Dosis zu senken?

Wenn Ihr Asthma über zwei Tage stabil geblieben ist, dann können Sie Ihre Steroide in Absprache mit Ihrem Arzt absenken. Falls Ihr Puls normal ist und Ihre morgendliche CP zwischen 20 und 30 liegt, und Sie zuversichtlich sind, dass Ihre Gesundheit stabil bleibt, dann können Sie beginnen, die Steroide auch früher zu reduzieren. Wenn Ihre CP stabil bei 20 bis 30 liegt, dann können Sie die Steroide am nächsten Tag absetzen.

4. Wie Sie die Dosis reduzieren

Beginnen Sie zuerst mit der Tagesdosis:

- Die Rate, mit der Sie die Dosis absenken, hängt von Ihrem Gesundheitszustand ab.
- Sie können Ihre Tagesdosis halbieren, wenn Sie einen normalen Puls und eine CP von 20 bis 30 haben.

- Falls Sie im Zweifel sind, reduzieren Sie die Tagesdosis nur um ein Viertel.

Reduzieren Sie Ihre Nachtdosis nicht, solange Sie nicht die Tagesdosis auf Null reduziert haben. Sie sollten erst beginnen die Nachtdosis zu verringern, wenn Sie tagsüber keine Steroide mehr nehmen. Die Dauer der Steroid-Behandlung kann von ein, zwei Tagen bis zu ein, zwei Wochen gehen, abhängig von der täglichen Dosis und Ihrer CP.

5. **Was zu tun ist, wenn Ihr Zustand sich während der Reduktion der Steroide verschlechtert**

Ihre Gesundheit wird sich nur verschlechtern, wenn sich auch Ihre CP verringert. In diesem Fall werden Sie die Reduktion der Steroide noch aufschieben müssen. Einstweilen müssen Sie die Dosis noch einmal erhöhen, und die Buteyko-Atemübungen aktiver ausführen – solange, bis sich Ihr Puls normalisiert und Ihre CP sich oberhalb eines Wertes von 20 stabilisiert hat.

- Wenn sich Ihre Gesundheit tagsüber verschlechtert: Versuchen Sie die Tagesdosis zu erhöhen.
- Wenn sich Ihre Gesundheit nachts verschlechtert: Versuchen Sie die nächtliche Dosis zu erhöhen.
- Möglicherweise brauchen Sie nicht die komplette tägliche Dosis zu erhöhen.

Sobald Ihr Puls wieder normal wird und Ihre morgendliche CP über 20 steigt, versuchen Sie erneut, Ihre Steroid-Dosis zu vermindern.

6. Wie Sie weitere Steroid-Interventionen vermeiden

Solange Ihre morgendliche CP größer als 20 ist, werden Sie keinen Asthma-Anfall haben. Ihr anfängliches Ziel sollte daher sein, eine morgendliche CP von höher als 20 zu erreichen. Steroide und Buteyko-Atemübungen werden Ihnen helfen, eine hohe morgendliche CP beizubehalten. Sie sollten ab dann eigentlich keine Steroide mehr benötigen, vorausgesetzt, Sie können dieses CP-Niveau mit Hilfe der Atemübungen beibehalten.

Solange aber, bis Ihre morgendliche CP mindestens 40 Sekunden beträgt, werden Sie Ihr Asthma noch nicht ganz besiegt haben, und Sie werden nach wie vor anfällig für gelegentliche CP-Ausreißer unter 20 Sekunden sein, die dann wahrscheinlich auch von einem Asthma-Anfall begleitet sein werden. Wenn Sie Ihr Asthma als Krankheit komplett zurückbilden und nie mehr die Steroid-Therapie benötigen wollen, dann müssen Sie für mindestens sechs Monate lang eine morgendliche CP von über 40 erreichen. Dies wird die kontinuierliche Anwendung der Buteyko-Atemübungen erfordern.

Buteyko-Therapie im Vergleich mit traditioneller Asthma-Behandlung

Es gibt eine Reihe von Nachteilen bei der konventionellen Asthma-Behandlung:

- Die Dosis wird nicht auf die Bedürfnisse der einzelnen Person abgestimmt. Es gibt keine klaren Richtlinien und keine Anzeichen, denen man folgen kann, um die Dosis einzustellen, außer „guter Gesundheit", „schlechter Gesundheit" und „auf dem Weg der Besserung".

- Während eine konventionelle Therapie dem Patienten zwar schnell dazu verhelfen kann, sich besser zu fühlen, führt dieser Weg aber üblicherweise zu einer zu hoch eingestellten Dosis.

- Die konventionelle Medizin verschreibt eine Tagesdosis, die den größeren Teil der täglichen Dosis darstellt. Der Fehler, das Bedürfnis nach einer gesteigerten nächtlichen Dosis nicht zu berücksichtigen (weil es da gleichzeitig auch schwieriger ist, das Atmen zu kontrollieren), führt zu einer höheren Wahrscheinlichkeit für gesundheitliche Probleme in der Nacht.

- Die konventionelle Medizin entwöhnt den Patienten graduell, ohne Hinblick auf seinen Gesundheitszustand. Sogar wenn die Gesundheit nachlässt, reduziert der Arzt weiterhin die Steroide.

Im Kontrast dazu die Buteyko-Therapie für Asthma:

- Passt die Dosis an die Bedürfnisse des Einzelnen an und gibt klare Richtlinien zum Einstellen der Dosis.

- Berücksichtigt das Bedürfnis nach höheren Dosen in der Nacht.

- Vermeidet Überdosierung, denn der Verlauf ist nur kurz und erfordert eine niedrigere Steroid-Dosis.

- Erlaubt dem Patienten letztlich wieder ohne Steroide zu leben und Asthma als Krankheit vollständig abzulegen.

- Jedoch hängt der Erfolg der Buteyko-Methode stark davon ab, wie gewissenhaft der Patient die Atemübungen praktiziert.

Der sichere und schnelle Buteyko-Steroid-Behandlungsplan

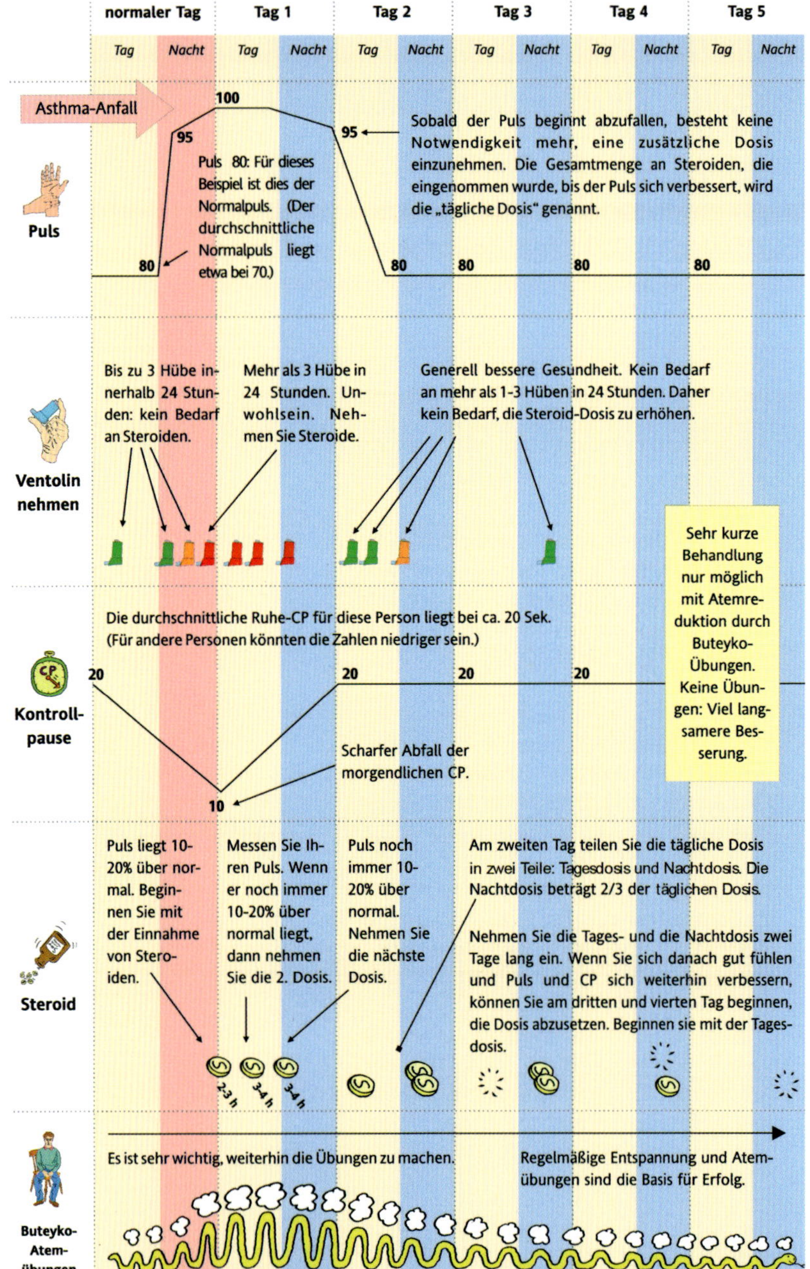

Oft gestellte Fragen

Dieses Kapitel wurde vom Verleger erstellt, um die häufigsten Fragen zu beantworten, die auf die Erstveröffentlichung dieses Buchs in Englisch auftauchten.

Wie man die CP korrekt misst

Frage: In verschiedenen anderen Büchern habe ich unterschiedliche Instruktionen zur Messung der CP vorgefunden. Insbesondere bin ich unsicher darüber, ob ich die CP nach dem Einatmen, nach dem Ausatmen oder, wie manche Autoren empfehlen, dann messen soll, wenn das Zwerchfell sich in relativ neutraler Position befindet – also weder übermäßig ein- noch ausgeatmet. Was stimmt nun?

Antwort: Messen Sie die CP dann, wenn Sie vollständig entspannt sind, nach einer normalen Ausatmung. Wenn Sie ganz entspannt sind, wird Ihr Atem an dieser Stelle ohnehin eine kleine Pause machen. Dies ist der richtige Punkt, um die CP zu messen.

Für viele Leute ist es jedoch schwierig, diesen Punkt zu spüren, da sie Schwierigkeiten haben, sich vollständig zu entspannen. Sie neigen stattdessen dazu, die Ausatmung zu forcieren und ein wenig Luft zu holen, bevor sie die CP messen. Obwohl die auf diese Weise gemessene CP so nicht ganz akkurat ist, sollte man sich darüber dennoch nicht zu große Sorgen machen. Tun Sie einfach Ihr Bestes, um sich zu entspannen, und beginnen Sie damit, Ihren Atem an der Stelle anzuhalten, wo Sie am wenigsten Anstrengung spüren. Beginnen Sie dann mit der neuen Einatmung sofort beim ersten Impuls zum Atmen. Bemühen Sie sich dann im Nachfolgenden, die CP immer auf dieselbe Weise zu messen, um sicherzustellen, dass der aus Ihren Messungen erkennbare Trend Ihnen als korrektes Feedback über

Ihren Fortschritt dienen kann. Selbst wenn Sie also die CP nicht absolut korrekt messen, werden Sie auf diese Weise dennoch wissen, dass Sie auf dem richtigen Weg sind, solange sich die CP nur verbessert. Je öfter Sie messen und die Übungen praktizieren, desto leichter wird es Ihnen fallen, Ihren Atem zu fühlen; und gleichzeitig wird auch das Messergebnis immer akkurater werden.

Asthma und extreme körperliche Aktivität

Frage: Es gibt manche olympische Athleten, die trotz gesunder Ernährung und hoher körperlicher Aktivität dennoch Asthma haben. Wie kommt das?

Antwort: Während Sportler zwar durch anstrengendes Training ein hohes Maß an Fitness erreichen, existiert unter ihnen dennoch die Tendenz, die Ausatmung zu forcieren oder ein wenig mehr als genug einzuatmen, und dadurch ist das von ihren Muskeln produzierte CO_2 weniger als die Menge, die bei der Ausatmung verloren geht. Dieses Ungleichgewicht kann unabhängig davon entstehen, ob man hart trainiert oder nicht, und es kann den Asthma-Abwehrmechanismus auslösen. Bei starker körperlicher Aktivität produzieren die Muskeln große Mengen von CO_2. Jedoch wird dies oft durch ein Ansteigen der Atmung mehr als aufgewogen, sodass letztlich daraus keinerlei Zunahme oder sogar eine mögliche Reduktion des CO_2 -Niveaus stattfindet. Für solche Menschen wäre es daher auch empfehlenswert, Buteyko-Atemübungen zu praktizieren, um ein besseres Gleichgewicht zwischen CO_2-Produktion und ihrer Atmung herzustellen.

Asthma innerhalb der Familie

Frage: Wird Asthma weiterhin als Krankheit in meiner Famile auftauchen, wenn ich die Buteyko-Methode verwende?

Antwort: Asthma als Krankheit kann nicht von den Eltern auf ihre Kinder vererbt werden. Jedoch eine Tendenz zum Bronchospasmus und damit zur körpereigenen Abwehrreaktion gegen CO_2 kann tatsächlich vererbt werden. In Asthmatiker-Familien findet man oft Kinder ohne Asthma-Symptome, die ihrerseits aber andere Abwehr-Mechanismen entwickelt haben, zum Beispiel die Fähigkeit, Krämpfe in den Blutgefäßen zu entwickeln. Dies kann im späteren Leben zu hohem Blutdruck führen.

Entspannung vs. bewusste Kontrolle

Frage: Mir scheint in den Buteyko-Übungen ein grundlegender Widerspruch zu existieren: Übung 1 zielt darauf ab, das Atmen allein durch Entspannung zu reduzieren, aber andere Übungen raten zu bewusster Kontrolle, um beim Atmen ein Gefühl des Luftmangels zu erzeugen. Sind dies nicht Vorgehensweisen, die sich gegenseitig ausschließen? Oder haben beide Ansätze etwas gemeinsam?

Antwort: Es gibt keinen Widerspruch, was das grundsätzliche Ziel anbelangt, das Atmen zu reduzieren. Beide Ansätze werden dieses Ziel erreichen, jedoch auf verschiedenen Wegen, die erst im Laufe der Zeit miteinander verschmelzen. Das Atmen mittels Entspannung zu reduzieren, ist die angenehmere Erfahrung, als ihn anzuhalten. Jedoch geht die Buteyko-Methode davon aus, dass es vielen Menschen anfangs schwer fällt, allein durch Entspannung ihre Atemfunktion zu beruhigen, besonders, wenn sie niedrige CP-Werte und dadurch niedrige CO_2-Niveaus haben. Niedriges CO_2 veranlasst das Nervensystem, übersensibel zu werden. Das betrifft sowohl Gefühle der Spannung, als auch der Ängstlichkeit und Nervosität. Dies kann es extrem schwierig machen, sich zu entspannen. Die Buteyko-Methode hält daher noch andere Übungen parat, die eine bewusste Kontrolle beinhalten und die sich nicht primär auf die Fähigkeit zur Entspannung verlassen. Wer sich anfänglich für den bewussten Weg entscheidet, lernt üblicherweise im späteren Verlauf, auf die Methode der Entspannung umzusteigen, sobald die CP anfängt, sich signifikant zu verbessern. Wenn Sie daher mit bewusster Kontrolle angefang-en haben und damit bereits erfolgreich Ihre CP angehoben haben, sollten Sie versuchen, in Zukunft auf die Entspannungsmethode umzusteigen.

Frage: Ist es wirklich möglich, das Atmen allein mit Entspannung zu beruhigen? Gibt es irgendwelche Beweise für diese Behauptung?

Antwort: Es ist eine durchaus abgesicherte Erkenntnis, dass Entspannungsmethoden wie Meditation körperliche Prozesse tiefgreifend beeinflussen können. Verschiedene Studien haben gezeigt, dass Meditation eine ganze Reihe biochemischer und körperlicher Veränderungen im Körper hervorruft, die zusammenfassend oftmals als „Entspannungsreaktion" beschrieben werden. Diese Entspannungsreaktion beinhaltet Veränderungen im Stoffwechsel, eine Herabsetzung der Herzrate, der Atmung, des Blutdrucks und Veränderungen im Stoffwechsel des Gehirns. Meditation beinhaltet üblicherweise, dass man seine Gedanken davon abhält, frei zu wandern und Fantasien zu erzeugen, außerdem geht es um eine Beruhigung und Fokussierung des Geistes. Dieser Entspannungszustand gehört qualitativ zu einer anderen Ordnung, als wenn man

„ganz entspannt" vor dem Fernseher sitzt, mit der Fernbedienung in der einen und einer Pizza in der anderen Hand. Denn ein solcher Zustand wird kaum in der profunden Entspannung resultieren, die durch Meditation oder Übung 1 erreicht werden können.

Meditation bedeutet nicht notwendigerweise Anstrengung und kann so erlebt werden, dass sie „einfach passiert". Körperliche Positionen beinhalten Sitzen mit gekreuzten Beinen, Stehen, Liegen und Gehen (manchmal entlang bestimmter Muster auf dem Boden). Meist ist dabei Ruhe erwünscht, und manche Leute benutzen auch repetitive Muster, wie zum Beispiel Konzentration auf das Atmen, Summen oder Chanten, um den gewünschten meditativen Zustand herzustellen.

Übung 1 ist daher in Wirklichkeit eine bestimmte Art der Meditation, bei der die Aufmerksamkeit auf das Atmen und auf die Entspannung der Atemmuskeln gelegt wird, quasi als Mittel, die Gedanken vom ständigen Herumwandern abzuhalten. Manche Meditationslehrer empfehlen ja auch die Umstellung der Atemgewohnheiten, einschließlich tiefer Atemzüge. Letztere sollten natürlich vermieden werden. Um eine automatische Herabsetzung des Atemmusters zu erreichen, ist es ausreichend, sich tief zu entspannen.

Frage: Was ist die körperliche Basis von Entspannung und Stress?

Antwort: Der Körper wird vom Nervensystem gesteuert und verfügt über zwei grundsätzlich verschiedene Zustände: Der Zustand der Aktivität, in dem Energie verfügbar ist, um beispielsweise mit Bedrohungen umzugehen oder um zu kämpfen, wird vom sympathischen Nervensystem gesteuert. Der andere Zustand dient der Erholung und Entspannung. Dieser Zustand wird vom parasymphatischen

System gesteuert. Das sympathische System ist verantwortlich für die Bereitstellung von Energie in Situationen wie Aktivität, Hunger, Furcht oder extremer körperlicher Beanspruchung. Es wird physiologische Veränderungen auslösen, um Organe zu stimulieren und Energie zu mobilisieren, indem es den Blutdruck, die Atmung, den Herzschlag und die Blutversorgung in den Skelettmuskeln erhöht, und zwar auf Kosten der Versorgung von Eingeweiden und der Haut. Es sorgt außerdem für die Weitung der Augen, der Pupillen und der Bronchiolen, damit die Person über gesteigerte Sehkraft und Atmung verfügen kann.

Nach dem Überstehen einer derartigen Situation ist der Körper erschöpft und benötigt Ruhe, um sich zu erholen und neue Energie zu gewinnen. Diese Aufgaben unterstehen der Kontrolle des parasympathischen Nervensystems, das für die Absenkung der Herzrate und des Blutdrucks zuständig ist; es reduziert außerdem die Atmung, leitet einen großen Teil des Bluts zurück in die Haut und in die Verdauungsorgane, zieht die Pupillen und Bronchiolen zusammen, stimuliert die Sekretion in den Speicheldrüsen und beschleunigt die Peristaltik. Zusammenfassend kann man sagen, dass die parasympathischen Nervenstränge die Organe beeinflussen, um Energie wiederherzustellen und zu speichern. Übung 1, wie auch andere Entspannungstechniken, induziert das parasympathische System.

Frage: Ich habe gelesen, dass bei einer wissenschaftlichen Studie über die Effektivität der Buteyko-Methode die Mitglieder der Kontrollgruppe, die sich nur um Entspannung kümmerten, keine signifikanten Verbesserungen erreichten, während diejenige Gruppe, welche die Buteyko-Methode anwendete, große gesundheitliche Verbesserungen erreichte. Kann man daraus nicht schließen, dass Entspannung allein uneffektiv ist, wenn es darum geht, den Gesundheitszustand von Asthmatikern zu verbessern?

Antwort: Es gab definitiv auch in der Kontrollgruppe einige gesundheitliche Verbesserungen. Zum Beispiel gab es eine Reduktion im Gebrauch von Bronchodilatoren. Aber die Veränderungen waren nicht signifikant, im Vergleich zu der Verbesserung, die in der Buteyko-Gruppe erzielt wurden. In der Kontrollgruppe wurde den Patienten nicht gesagt, dass sie ihr Atmen auf ein Minimum beschränken sollten. Ohne diese Information ist die Entspannung allein viel weniger effektiv. Wie schon oben erwähnt ist es außerdem wahrscheinlich, dass die Entspannungs-Gruppe es schwierig fand, vollständig zu entspannen, falls die Teilnehmer dort bereits relativ geringe CP-Werte hatten. Wenn die CP niedrig ist, ist es oftmals schwierig, sich genug zu entspannen, denn durch das niedrige CO_2 wird ein Aufregungszustand im Nervensystem hervorgerufen.

Dr. Buteykos Labor

Frage: Ich habe im Buch gelesen, dass Dr. Buteykos Labor irgendwann zerstört wurde. Warum?

Antwort: Dr. Buteykos Labor wurde zerstört, weil man versuchte, seine Arbeit zu sabotieren. Zu dieser Zeit gab es viele Ärzte in der UdSSR, die gegen seine Arbeit waren. Was er erlebte, ähnelte möglicherweise dem, was Semmelweiss in den Jahren um 1840 herum durchmachte. Semmelweiss war der Arzt, der entdeckte, dass das Waschen der Hände und der medizinischen Instrumente das Risiko einer Infektion bei der Geburt nahezu gegen Null verringerte. Auch er erlebte eine Opposition in Bezug auf seine Ideen. Zuletzt landete dieser großartige Mann im Irrenhaus. Dies war ein geläufiger Weg, um mit Dissidenten in dieser Zeit umzugehen. Buteyko gab an, dass er beinahe dasselbe Schicksal erlitten hätte. Das politisch-medizinische Minenfeld, in dem er sich bewegte, war enorm. In einem Interview sagte er:

„Am 14. August 1968 wurde das Labor geschlossen, alle meine Kollegen wurden entlassen, ohne jegliche alternativen Anstellungsangebote, und die gesamte Einrichtung wurde gestohlen."

Es scheint, dass dies ein direktes Resultat eines Berichts über seine erste klinische Studie in Russland darstellte. Offensichtlich waren die Ergebnisse zu gut gewesen, aber es existiert auch eine andere Version, die besagt, dass man ihnen einfach keinen Glauben schenkte.

Erlernen der Methode

Frage: Der Autor warnt davor, dass es schwierig sei, die Buteyko-Methode nur vom Lesen eines Buchs zu erlernen, und wünschenswert, die Methode von einem erfahrenen Lehrer zu erlernen. Dennoch beschreibt sein Buch im Detail, wie die Übungen ausgeführt werden sollten. Ist es sicher für mich, diese Übungen ohne Supervision durch einen Lehrer auszuprobieren?

Antwort: Wie der Autor ja erklärt, ist es sehr von Vorteil, die Methode von einem ausgebildeten Lehrer zu erlernen. Jedoch ist es nicht immer leicht, den zu finden. Es wird immer Umstände geben, in denen Leute den „Do it yourself"-Ansatz verwenden müssen. Hoffentlich dient dieses Buch in solchen Fällen dem Anwender als Einführung und hilft ihm, diejenigen Fehler zu vermeiden, die in Abwesenheit eines Lehrers sich leicht einschleichen können.

Wenn Sie ohne Supervision arbeiten, möchten wir Ihnen sehr ans Herz legen, sich strikt an die Übungen in diesem Buch zu halten. Falls Ihre Gesundheit dabei nachlässt oder sich Ihre Atmung zu destabilisieren scheint und chaotisch wird, dann sollten Sie die Übungen sofort absetzen und den Rat eines erfahrenen Lehrers suchen. Falls dies aus irgendeinem Grund für Sie schwierig ist, könnten Sie auch der Buteyko-Support-Gruppe im Internet beitreten, die eine hervorragende Quelle für praktische Information und Hilfestellung ist (siehe Adressenteil am Ende des Buchs).

Die Buteyko-Methode scheint leicht erlernbar zu sein, aber es existieren viele Feinheiten und Komplexitäten, die man am besten mit einem erfahrenen Lehrer erörtert. Jahre der Erfahung mit vielen Patienten, in der Buteyko Klinik in Moskau, zeigen, dass das fünftägige Standard-Seminar oftmals noch unterstützt werden muss, indem man die Anwendung der Methode auf die besonderen Befürfnisse der Teilnehmer zuschneidet. Generell lässt sich sagen, dass der Patient umso mehr persönliche Unterstützung benötigt, je schwerwiegender seine Erkrankung ist. Oftmals bedeutet dies mehr Zeit, nicht nur um die Grundlagen der Methode zu unterrichten, sondern auch um die Unterstützung zu geben, die Patienten brauchen, um unerwartete Reaktionen und mögliche Rückschläge zu verdauen. Diese sind ein unausweichlicher Bestandteil der tiefgreifenden biochemischen Anpassungen, die auf die Veränderung des Atemmusters folgen. Dr. Buteyko empfahl seinen Lehrern daher, auch Jahre nach der urprünglichen Behandlung noch zu Ihren Patienten Kontakt zu halten.

Die Buteyko-Methode zu erlernen ist ähnlich wie Yoga, Selbstverteidigung oder sogar Golf zu erlernen. Wie all diese Disziplinen hängt der Erfolg des Schülers stark davon ab, ob er es bei einem Experten der Kunst gelernt hat. Es ist natürlich möglich, die Grundzüge aus einem Buch zu erlernen, aber es ist extrem selten, dass jemand ein Meister in einer dieser Künste wird, einschließlich Buteyko, ohne dass er auf einer der Stufen jemanden trifft, der bereits weiter fortgeschritten ist und ihm zeigt, wie es geht. Ein Experte oder Beobachter von außen ist viel besser imstande, die vielen kleinen Fehler zu erkennen und zu korrigieren, die gemacht werden können. Oftmals sind diese Fehler nur klein, manchmal auch groß und viele haben genauso viel mit dem persönlichen Lebensstil zu tun wie mit der Frage, wie genau die Übungen ausgeführt werden sollen.

Probleme bei der Anwendung des empfohlenen Steroid-Protokolls

Frage: Ich bin mir unsicher, wie ich die Empfehlungen des Steroid-Protokolls umsetzen soll. Sie scheinen eher für russische Verhältnisse geschrieben zu sein. In meinem Land nehmen Asthmatiker Kortison üblicherweise nicht in Tablettenform ein. Stattdessen erhalten sie ein Rezept für einen Inhalator, den sie zweimal täglich verwenden. Dieser gibt immer dieselbe Dosis ab. Es ist dabei unmöglich, meine Dosis in drei Teile zu teilen. Wie kann ich einen solchen Inhalator dazu verwenden, um meine Dosis so einzuteilen, wie es der Autor beschreibt?

Antwort: Dies ist genau eines der Probleme mit den Steroid-Inhalern und auch der Grund, warum Dr. Novozhilov empfiehlt, Steroide in Tabletten-Form zu nehmen. Mit Inhalatoren ist es unmöglich, die

24-Stunden-Dosis akkurat zu bestimmen und die Dosis dann in verschieden große Teile aufzuteilen. Sie könnten versuchen, den Inhaler so einzusetzen, dass Sie ihn einmal morgens und zweimal in der Nacht verwenden, aber dies würde eine recht grobe Methode darstellen, und es wäre weniger wahrscheinlich, dass Sie damit die korrekte 24-Stunden-Dosis treffen und die entsprechende Aufteilung, als wenn Sie orale Steroide nähmen. Sie sollten Ihren Arzt zu dieser Frage konsultieren und ihn bitten, für Sie das richtige Medikament auszuwählen.

Frage: Ich verwende einen Inhaler, der eine Kombination von Kortison und einem Bronchodilator enthält. Es existiert für mich daher keine Möglichkeit, diese zwei Substanzen zu trennen, und das bedeutet, dass ich eigentlich gar nicht weiß, wie viele Hübe eines Bronchodilators ich pro Tag benötige. Der Bronchodilator, den ich dadurch einnehme, wirkt zwölf Stunden lang. Was soll ich tun?

Antwort: Sie sollten Ihren Arzt bitten, Ihnen separate Inhalatoren für Bronchodilatation und für Steroide zu verschreiben. Wahrscheinlich sollten Sie zu einer der „altmodischen" Anwendungen wechseln, wo man den Bronchodilator und die Steroide getrennt voneinander einnimmt. Die neuen Kombi-Präparate, so praktisch sie scheinen mögen, tragen nur dazu bei, die Dinge zu verkomplizieren. Fragen Sie Ihren Arzt dazu und erzählen Sie ihm von der Buteyko-Methode!

Appendix

Über Dr. Buteyko

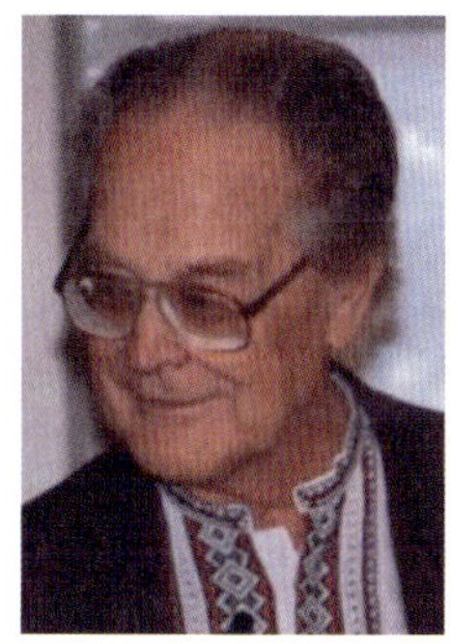

Dr. Dr. med. Konstantin Buteyko ist der Entwickler einer grundlegend neuen Therapie für bronchiales Asthma, die ohne Medikamente auskommt und unter dem Namen „Die Buteyko-Methode" in Russland weit verbreitet ist. Der in der Ukraine geborene Wissenschaftler und praktizierende Arzt entdeckte, dass der Hauptgrund für den Bronchospasmus beim bronchialen Asthma in einem Mangel von Kohlendioxid (CO_2) in der Alveolarluft begründet liegt, der wiederum aus Hyperventilation und niedriger Stoffwechselaktivität herrührt. Er zeigte, dass Hyperventilation das Hauptelement bei der Entstehung und im Krankheitsverlauf von Asthma ist.

Er war der erste, der diesen Mechanismus 1962 beschrieb, während er als Direktor des Untersuchungslabors für Funktionelle Diagnose in der sibirischen Niederlassung der UdSSR-Akademien für medizinische Forschung arbeitete (am Institut für Experimentelle Biologie und Medizin in Novosibirsk). Das Verständnis und das Wissen über diesen Mechanismus war die Basis für die Entwicklung der „Buteyko-Methode", die nicht nur Asthma heilen kann, sondern auch alle anderen mit Hyperventilation verbundenen Krankheiten, die oft mit Asthma assoziiert werden, wie Bronchitis, Husten, Allergien, Rhinitis, Bluthochdruck, etc.

Im Jahre 1988 gründete er die Buteyko-Klinik in Moskau, eine der ersten privaten, medizinischen Einrichtungen in der ehemaligen UdSSR.

Die Buteyko-Klinik

Die Buteyko-Klinik in Moskau wurde 1988 von Konstantin Pavlovich Buteyko gegründet.

Die Buteyko-Methode wurde offiziell durch das Sowjetische Gesundheitsministerium als klinisch effektive Behandlungsform anerkannt. Infolgedessen wurde die Klinik zur einzigen anerkannten Einrichtung in Moskau, die offiziell dazu berechtigt ist, die Buteyko-Methode zur Behandlung von Bronchialasthma, Bronchitis, verschiedenen Allergien, Lungenentzündung, chronischer Nasenschleimhautentzündung, Hypertension, Stenokardie und verschiedener anderer Krankheiten und Symptome einzusetzen. Dr. K. P. Buteyko war vom Zeitpunkt der Gründung bis zu seinem Tod im Jahr 2003 der Direktor und leitende Arzt der Klinik.

Das am häufigsten besuchte Programm der Klinik wurde entwickelt, um bronchiales Asthma und alle damit verbundenen Allergien vollständig zurückzubilden und das Immunsystem zu normalisieren. Es werden dabei spezielle Diagnose-Methoden eingesetzt. Die Klinik in einem der ruhiger gelegenen Moskauer Stadtteile bietet aber auch individuell abstimmbare Programme und Behandlungen. Außerdem veranstaltet die Klinik ein internationales Trainingsprogramm für Lehrer und Ärzte, bei dem auch die Lehrer der Klinik teilnehmen.

„Doktor, bevor du andere heilst, heile dich selbst." Dr. Buteyko bestand darauf, dass alle Mitarbeiter der Klinik zuerst selbst die Buteyko-Methode erlernen und imstande sein sollten, sie in der Praxis anzuwenden. Viele Ärzte, die in der Klinik arbeiten, waren früher selbst Asthmatiker, Hypertensive oder litten unter Allergien.

Das Markenzeichen der Buteyko-Klinik

Das Logo der Buteyko-Klinik symbolisiert das Leben auf der Erde. Kohlenstoff ist das grundlegende Element der organischen Chemie und aller lebenden Dinge. Jedes Kohlenstoff-Atom verbindet sich mit vier anderen zu einer Gitterstruktur. Das Lateinische Symbol „C" für Kohle, wurde durch einen Kreis ersetzt, weil der Kreis das Symbol für ewiges Leben darstellt. Das mittere Kohlenstoff-Atom wurde durch den Globus ersetzt, um seine zentrale Bedeutung für das Leben auf der Erde zu symbolisieren. Der gelbe Fleck auf der Erdkugel stellt die Ukraine dar, die Heimat von Dr. Buteyko.

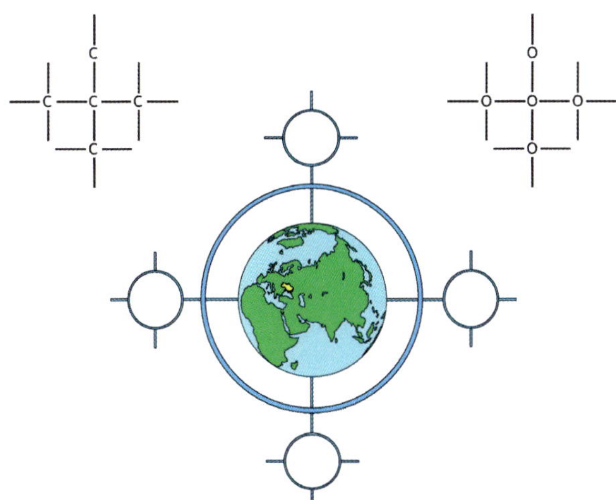

Index

C

D

E

F

G

H

I

K

L

M

N

O

P

R

S

T

U

V

W

Z

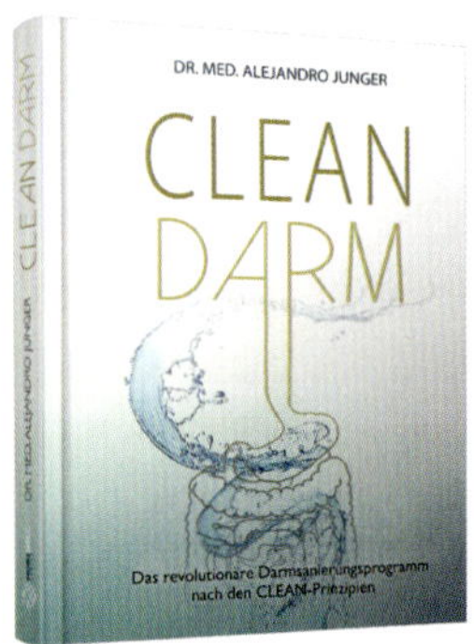

ISBN: 978-3-944887-15-9

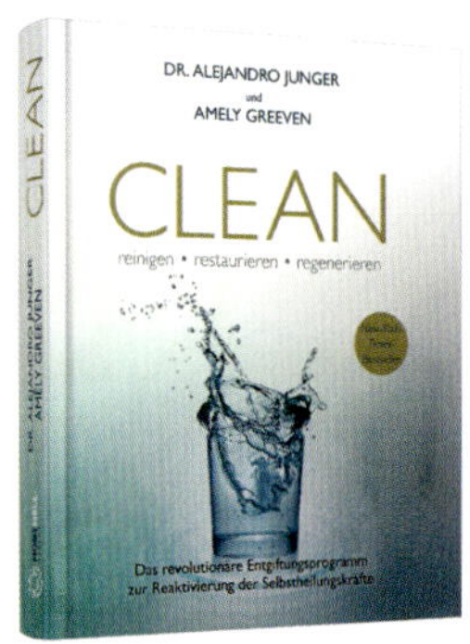

ISBN: 978-3-944887-16-6

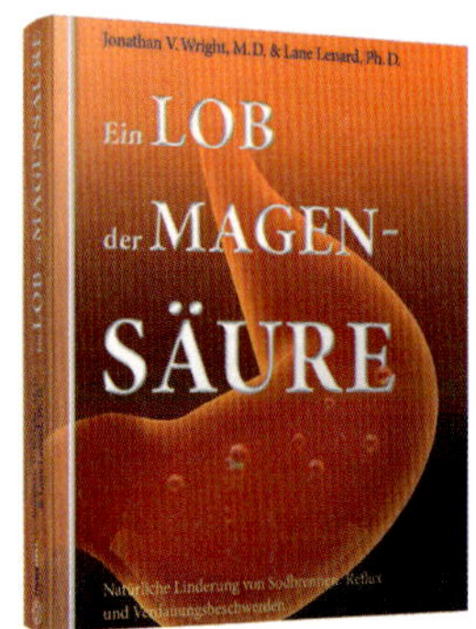

ISBN: 978-3-944887-29-6

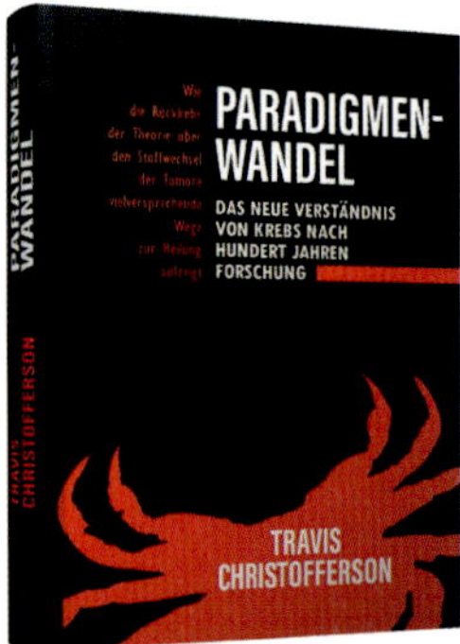

ISBN: 978-3-944887-31-9

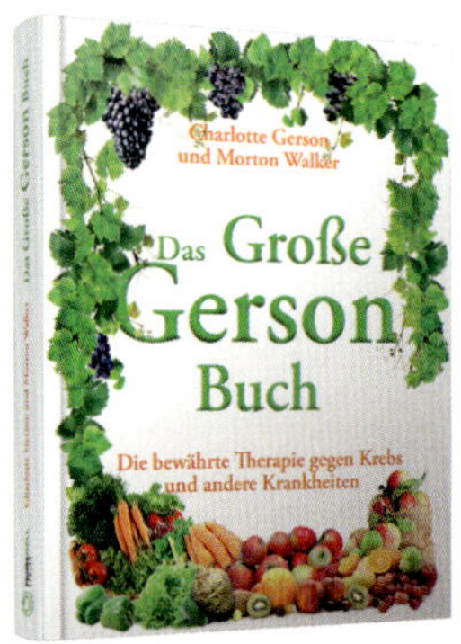

ISBN: 978-3-981409-84-0

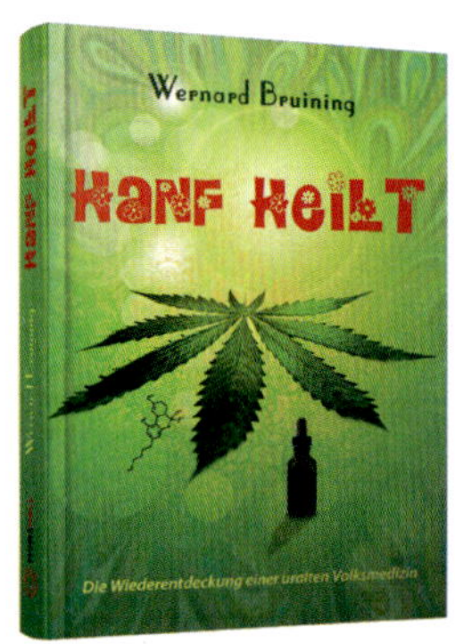

ISBN: 978-3-981409-88-8

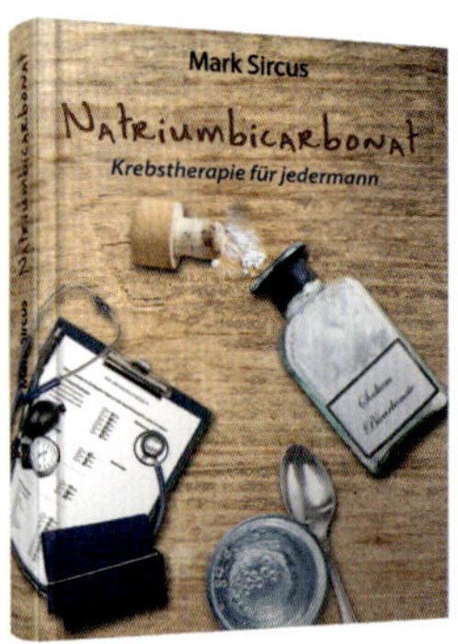

ISBN: 978-3-944887-04-3

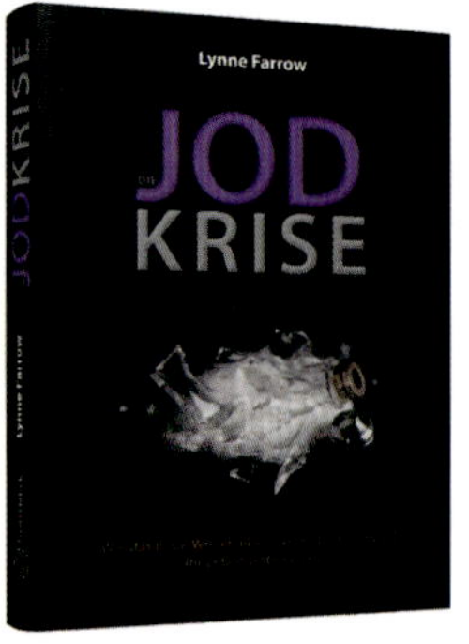

ISBN: 978-3-944887-18-0

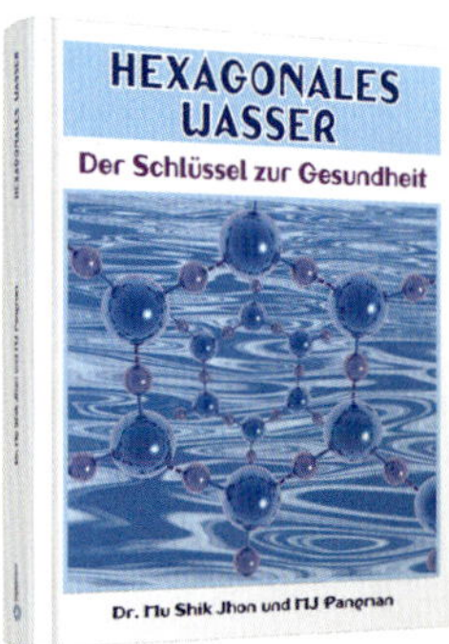

ISBN: 978-3-981031-81-2

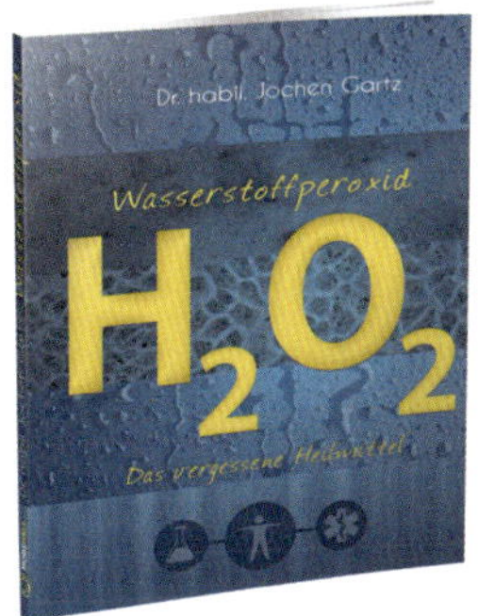

ISBN: 978-3-944887-07-4

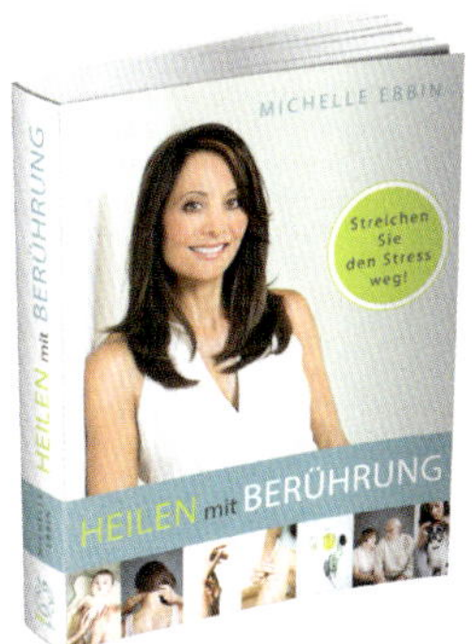

ISBN: 978-3-944887-24-1

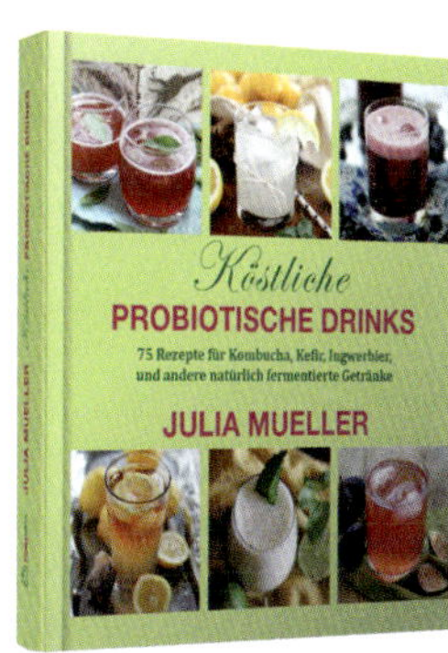

ISBN: 978-3-944887-27-2

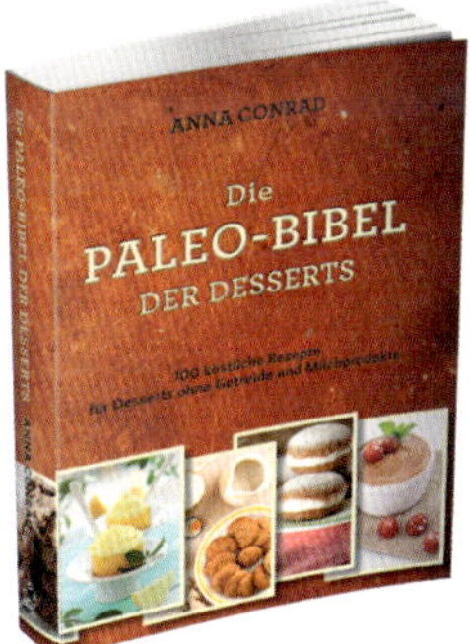

ISBN: 978-3-944887-45-6

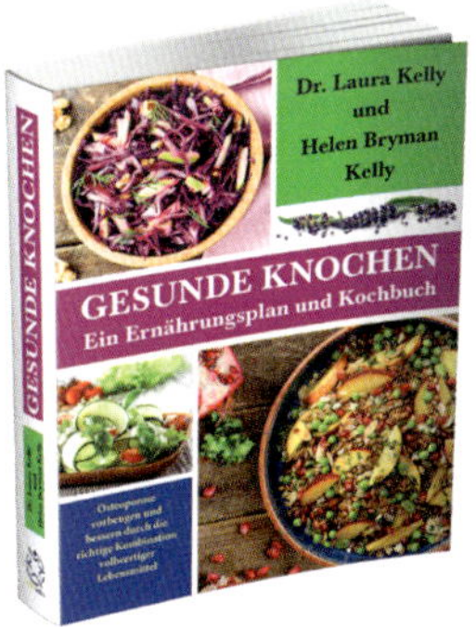

ISBN: 978-3-944887-43-2

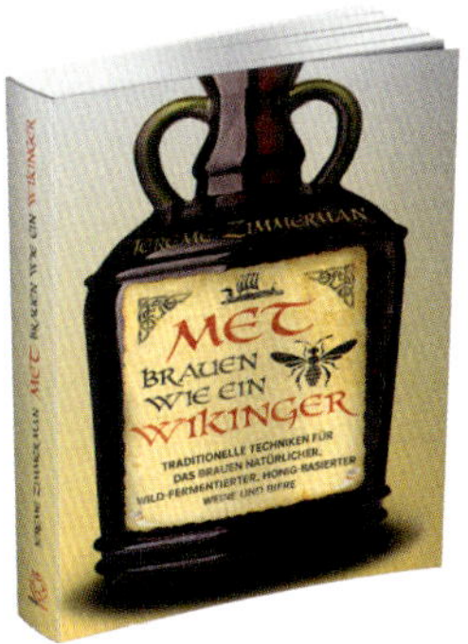

ISBN: 978-3-944887-33-3

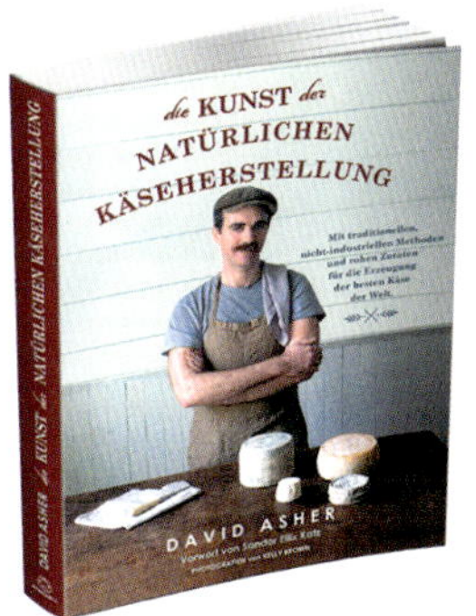

ISBN: 978-3-944887-41-8

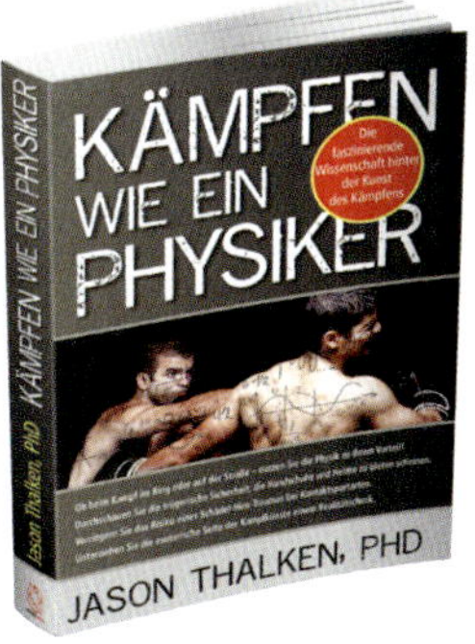

ISBN: 978-3-944887-36-4

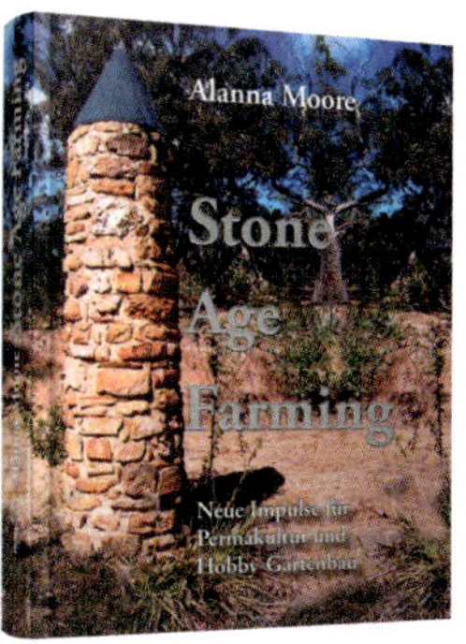

ISBN: 978-3-944887-22-7